INDICE

Prefazione	pag. 2
La Valutazione	pag. 6
Richiami anatomo-fisiologici	pag.13
Epidemiologia e clinica della disfonia infantile	**pag.15**
Obiettività clinica	pag.28
La rieducazione della disfonia infantile	pag.31
Approccio educativo-terapeutico	pag.36
L' Igiene vocale	pag.37
Modalità di trattamento	pag.51
Eserciziario	pag. 59
Approfondimento: La propedeutica alla percezione nell'educazione vocale del bambino	pag. 70
Conclusioni riguardanti la disfonia infantile	pag. 86
Approfondimento: La pedagogia della respirazione	**pag.88**
Bibliografia	pag.94

Le disfonie infantili: una proposta terapeutica
Roberta Mazzocchi

PREFAZIONE

Nell'epidemiologia delle disfonie infantili è segnalata una percentuale dell'8% dei bambini in età scolare affetta da noduli cordali. La letteratura scientifica più recente ci informa che la sorveglianza logopedica di tali casi riesce ad evitare soluzioni chirurgiche in quasi la totalità della popolazione infantile femminile e nel 70-80% di quella maschile. Con tali premesse appare irrinunciabile l'approccio logopedico al trattamento di tale patologia, tuttavia ancor oggi spesso disatteso per inadeguatezza in congruità ed efficacia a causa della tendenza ad una applicazione addestrativa del corpus dottrinale degli eserciziari pensati per la popolazione adulta.

Gli insuccessi dell'applicazione alla disfonia infantile dei tradizionali trattamenti logopedici formalizzati sono legati alla pretesa di addestramento prassico-motorio distrettuale per competenze che non sono riconosciute gnosticamente dal bambino e alle difficoltà di trasferimento applicativo nel quotidiano di quanto addestrato con l'eserciziario. Inoltre, il disconoscimento della sintomatologia soggettiva e delle problematiche vocali, spesso presente anche nei genitori, annulla l'aspetto motivazionale della terapia. Nelle terapie di gruppo o collettive, poi, l'aspetto ludico prende spesso il sopravvento, a volte generando addirittura una tendenza all'iperprestazione.

La terapia intesa come educazione collettiva (ma eventualmente anche individuale) è invece di somma importanza quando cerca di porsi come evento esperienziale del bambino disfonico, nel suo aspetto di iperproduttore ignaro, attraverso una posizione di ascolto: ascoltare, ascoltarsi ed imitare per imparare.

Ogni esperienza e competenza motoria richiede infatti non solo il controllo in linea del movimento, ma anche la previsione delle conseguenze sensitive del movimento; perciò, per quanto riguarda la voce, le conseguenze gestionali della muscolatura coinvolta nella sua produzione devono essere controllabili a livello di feed-back acustico e di sensazioni propriocettive e passano attraverso le esperienze del proprio corpo, affinché il dato reale possa corrispondere a quello atteso.

In tal senso la terapia educazionale delle disfonie infantili può rendere molto più consapevole il bambino delle proprie possibilità e dei propri limiti, insegnandogli a riconoscere i comportamenti devianti e a produrne di corretti nelle diverse occasioni, aiutandolo a trovare strategie per compiti mai prima incontrati, implementando perciò l'autonomia.

L'addestramento sarà allora solo rivolto alla scoperta del mondo sonoro e del proprio mondo vocale, generando una progressione di acquisizioni corporeo-vocali che indurranno un buon equilibrio pneumofonico proprio a partire dal riconoscimento del sé corporeo e facilitando così il futuro apprendimento di tecniche atletico-vocali specifiche (come ad esempio il canto).

Promuovere questi aspetti significa, come ha giustamente intuito Roberta Mazzocchi, instaurare un lavoro che si occupi a livello educativo dell'allenamento dei parametri della percezione uditiva e ne sperimenti la produzione. In questo significato vanno perciò rivisitati e discussi i classici parametri della percezione uditiva.

L'esperienza del gioco sonoro unito all'attività motoria (disegnare con un pennarello le altezze tonali percepite, modificare l'assetto corporeo a seconda delle intensità percepite, camminare e fermarsi ritmicamente, abbinare la musica al movimento corporeo,ecc.) permette di rinforzare la coordinazione uditivo-motoria, laddove in relazione ad uno stimolo o segnale viene generato un movimento riflesso di risposta: nel caso della voce questo promuoverà un miglior coordinamento dell'atto motorio vocale rendendolo più adeguato ai vari contesti.

L'allenamento del parametro di separazione tra figura e sfondo, come facoltà di scegliere quel che interessa in un determinato momento scartando le stimolazioni parassite, migliorerà le capacità di controllo delle proprie emissioni (ad esempio, nell'essere più cosciente del rapporto tra segnale vocale emesso e rumore ambientale, dell'adeguatezza dei livelli dinamici, delle propriocezioni nocive).

La discriminazione tra silenzio e sonorità può invece assumere un ruolo propedeutico al controllo della durata fonatoria, del ritmo prosodico e in generale dell'accordo pneumofonico, ad esempio attraverso esperienze di osservazione dell'ambiente sonoro.

Il parametro costanza timbrica, che è classicamente descritto come la facoltà di discriminare e riconoscere una individualità sonora per le sue caratteristiche spettrali, permetterà non solo di distinguere, ad esempio, se quello ascoltato è il suono di una viola o di un violino, ma anche se è la voce di Tizio o di Caio, se la voce è diversa dal solito, o i cambiamenti sperimentabili con diversi atteggiamenti del vocal tract (come nel gioco del rubabandiera, dove i concorrenti di ogni squadra anziché con un numero possono essere chiamati con un suono di timbro diverso).

L'allenamento della discriminazione suono-rumore, poi, avrà un ampio ruolo nel permettere la differenziazione tra sonorità regolari e irregolari (non solo foneticamente le vocali dalle consonanti, ma anche una voce "pulita" da una "rauca"), come anche rinforzare la percezione del "voice onset time" (ad esempio per la percezione degli attacchi vocali).

La discriminazione tra sonorità impulsive e continue, dal classico ruolo fonetico distintivo tra fonemi plosivi e fricativi, passa ad assumere nel contesto vocale un valore discriminativo tra attacchi bruschi e morbidi e nella percezione del legato.

La percezione delle dinamiche melodiche, come capacità di riconoscere tratti soprasegmentali riferiti alle variazioni tonali, permetterà di sperimentare e giudicare l'andamento dell'altezza nel tempo (per la melodia e l'intonazione) o di riconoscere il settore tonale (quindi anche l'adeguatezza della frequenza fondamentale).

Similmente, l'allenamento della percezione delle dinamiche di intensità farà acquisire competenze sull'andamento dell'intensità nel tempo, per il controllo della prosodia e degli accenti, e per i livelli di volume prodotti o adeguatezza dell'intensità.

Infine la discriminazione tra suoni continui e interrotti ci offre la capacità di discriminazione di interruzione del segnale vocale ("break vocali").

Il mondo vocale del bambino va dunque ripensato attraverso il mondo dei suoni che ascolta e del suo schema corporeo.

Questa è anche la finalità della proposta di Roberta Mazzocchi, che ringrazio per questo utilissimo contributo ad un più efficace approccio alle disfonie nell'infanzia, dove si dimostra ancora una volta come la semplicità sia il miglior modo per accedere alle competenze.

Franco Fussi

LA VALUTAZIONE

In questi ultimi anni si è assistito ad un forte incremento dell'incidenza delle disfonie infantili sia in età scolare che prescolare; di conseguenza il logopedista si trova a dover cercare sempre più frequentemente delle risposte educative e riabilitative in quel particolare contesto, così complesso e difficile da gestire, come quello relativo all'infanzia.

Benché molti genitori, tuttora, non siano portati a dare l'importanza che merita al fatto che il loro figlio sia affetto da "raucedine" – vuoi per un difetto di educazione sanitaria, vuoi perché essi stessi, cronicamente disfonici, tendano a sottovalutarne il sintomo – pur tuttavia sempre un numero maggiore di bambini con problemi di voce giunge all'osservazione dello specialista.

Al foniatra ed al logopedista, pertanto, è demandato il compito di concorrere all'inquadramento clinico di queste particolari affezioni laringee infantili, espandendo il raggio di azione anche in direzione degli aspetti comportamentali e socio-psicologici inerenti al disturbo medesimo.

Il percorso diagnostico comprende in primo luogo la visita foniatrica, per appurare l'eventuale presenza di una patologia organica e per documentare le caratteristiche elettroacustiche della voce, non trascurando il fatto di tenere in gran conto la descrizione che il bambino fa delle sensazioni soggettive che accompagnano il proprio sintomo.

In primo luogo ci si prefigge di valutare, di fronte ad una disfonia infantile, se questa sia funzionale o dovuta ad un' affezione laringea di tipo organico.

In età pediatrica comunque non è facile sottoporre il piccolo paziente ad una indagine laringoscopica che permetta una buona visione del piano glottico. Questo si verifica fondamentalmente per due motivi: il rifiuto del bambino a collaborare per paura dell'atto diagnostico (timore dello specchietto laringeo, dell'induzione al vomito, dello strumentario, ecc.) e, nel caso ci sia cooperazione, per la posizione retroposta e/o per la frequente forma accartocciata dell'epiglottide che copre, di fatto, in tutto o in parte la glottide. Il risultato di questo secondo caso è l'impossibilità di una sufficiente visione delle corde vocali.

Le difficoltà che si incontrano nell'ottenere un'efficace obiettività delle condizioni laringee risultano indipendenti dalla metodica diagnostica laringoscopica usata: specchietto laringeo o videostrobolaringoscopia, mediante ottica rigida o flessibile.

La fibrolaringoscopia, in verità, risulterebbe anche in ambito pediatrico un procedimento ideale per esaminare la cavità laringea in alternativa alla laringoscopia standard, in quanto, facendo passare dal naso la sottile ottica flessibile, si riesce ad ottenere un'ottimale visione dall'alto dell'interno della laringe e delle corde vocali in particolare, con ulteriore possibilità di apprezzarle in fase di eloquio o nel canto.

Pur tuttavia, ammesso che si disponga dello strumentario adatto, la quotidianità clinica insegna che intervengono spesso, in questo particolare contesto, delle resistenze a tale tipo di indagine, innegabilmente fastidiosa, sia da parte del bambino, per la marcata insofferenza alla manovra diagnostica, che dei genitori i quali ritengono sproporzionato questo esame, di fronte ad un quadro sintomatologico, tutto sommato, non particolarmente impegnativo.

Nella maggioranza dei casi però l'approccio al bambino disfonico dovrà essere guidato soprattutto dal "buon senso clinico", trattandosi quasi sempre di una patologia di tipo "disfunzionale"; in riferimento alla fascia di età presa in considerazione, situabile tra i 3- 4 e i 9-10 anni, si può anche fare a meno dell'obiettività cordale.

Va sottolineato comunque che, in presenza di una disfonia infantile di una certa gravità si rende assolutamente indispensabile visionare la laringe.

È il sintomo pertanto da trattare: la disfonia a carattere cronico, prescindendo dalla ricerca di una eventuale maggiore o minore organicità della stessa; ne deriva quindi che non sempre vale la pena forzare l'atto diagnostico a tutti i costi verso un'indagine, sia pure moderatamente, invasiva.

La difficoltà o a volte la mancanza di una diagnosi strumentale non preclude però la presa in carico di una disfonia dell'infanzia, che si potrà avvalere dei seguenti strumenti:

- Valutazione funzionale della voce (secondo il protocollo SIFEL)
- Analisi elettroacustica (sono disponibili semplici versioni di software scaricabili gratuitamente da internet come il PRAAT)
- Questionario di autovalutazione VHI (versione riadattata per l'età infantile dalla scuola di Modena di seguito allegata) con lo scopo di obiettivare i dati clinici iniziali e poterli poi comparare con quelli finali del percorso logopedico.
- Valutazione di eventuali altre patologie associate e correlate nell'eziopatogenesi della disfonia come SMOF (deglutizione atipica e squilibri occlusali), disfunzioni tubariche, squilibri posturali (ai quali si rimanda un approfondimento nei capitoli successivi)

Vernero suggerisce che "per la presa in carico del bambino devono prevedersi :
- l'anamnesi accurata con i genitori
- il counselling di orientamento parentale
- il colloquio informativo e di indicazioni per l'igiene vocale con gli insegnanti;
- le caratteristiche comportamentali e le attitudini comunicative del bambino ;
- gli atteggiamenti tensivi, aggressivi , remissivi o troppo detesi;
- la presenza di modelli vocali inadeguati o addirittura patologici nei vari ambienti frequentati dal bambino ;
- l'esame obiettivo degli organi risuonatori, della respirazione, del tono muscolare del busto, compresa la tensione della muscolatura laringea estrinseca ;
- le analisi strumentali correlate alla visita specialistica , quali l'analisi anatomica e funzionale della laringe tramite laringostroboscopia e l'analisi elettroacustica della voce tramite sonografia. "

SERVIZIO SANITARIO REGIONALE
EMILIA-ROMAGNA
Azienda Ospedaliero-Universitaria di Modena

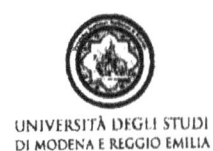
UNIVERSITÀ DEGLI STUDI
DI MODENA E REGGIO EMILIA

Data: _____   ☐ Pre-terapia   ☐ Post-terapia logopedica

VHI PER BAMBINI

1. PERCEZIONE DELLE CARATTERISTICHE DELL'EMISSIONE VOCALE

PROBLEMATICHE VOCALI	SI	NO
Se parlo tanto resto senza fiato		
La mia voce cambia durante la giornata		
Faccio fatica a fare uscire la voce		
Mentre parlo la mia voce cambia		
Cerco di modificare la mia voce per averla più bella		
Rimango spesso senza voce		
Faccio fatica a urlare		
Faccio fatica a cantare		

2. IMPATTO DELLE PROBLEMATICHE VOCALI SULLE NORMALI ATTIVITÀ QUOTIDIANE

PROBLEMATICHE VOCALI	SI	NO
I miei amici fanno fatica a sentirmi		
Se c'è rumore mi sentono meno		
Parlo poco perché la mia voce non mi piace		
Se parlo tanto mi gira la testa		

3. IMPATTO PSICOLOGICO

PROBLEMATICHE VOCALI	SI	NO
Mi arrabbio se non mi esce la voce		
Mi vergogno della mia voce		

Le disfonie infantili: una proposta terapeutica
Roberta Mazzocchi

Un ulteriore motivo che induce a limitare l'indagine clinica " forzatamente strumentale "è anche quello di non inficiare l'instaurarsi di un buon rapporto empatico bambino-logopedista nella successiva terapia logopedica.

Rispetto i tempi idonei per l'eventuale inizio di un percorso riabilitativo si ritiene opportuno di non essere vincolati all'età anagrafica del bambino ma riferirsi piuttosto a parametri differenti, quali: la severità e la durata della disfonia, la limitazione sociale o psicologica vissuta dal bambino e/o dai genitori, la motivazione soggettiva al miglioramento della qualità della voce ed alcune particolari esigenze di ordine artistico (studio del canto, del solfeggio, di recitazione, ecc).

Alcuni bambini presentano scarsa coscienza del sintomo "disfonia", altri invece manifestano disagio a causa della limitazione espressivo–comunicativa alla quale sono costretti ("la maestra non mi fa più intervenire alle recite, non mi fa più cantare, per la mia brutta voce").

In altre occasioni, al contrario, i bambini si rifugiano proprio dietro la disfonia dichiarando apertamente di essere contenti di avere una voce cattiva ("la maestra non mi può interrogare spesso, non mi fa più leggere a voce alta, che fortuna!")

Il bilancio logopedico, primo atto della presa in carico del piccolo paziente, deve avere come finalità prioritaria l'osservazione del bambino nella sua globalità, per cui non dovrà basarsi soltanto sull'individuazione dei suoi "limiti vocali" ma valutare piuttosto le potenzialità esistenti ed i bisogni reali, spesso filtrati in maniera distorta dalle aspettative o dalle proiezioni dei genitori.

L'approccio educativo-terapeutico alla disfonia infantile, pur essendo sufficientemente codificato in letteratura, presenta ancora notevoli difficoltà riguardo alla gestione del rapporto con il piccolo paziente, soprattutto in relazione al suo grado di collaborazione.

Nell'infanzia, infatti, la coscienza del sintomo e le motivazioni al trattamento logopedico sono, di fatto, scarsi o nulli e per di più si accompagnano a tempi di attenzione molto bassi.

Le difficoltà esposte inducono a cercare nuove strategie per favorire quanto più possibile un rapporto ottimale fra logopedista e bambino all'interno dell'intervento educativo-terapeutico, al fine di evitare i "limiti" tipici del trattamento convenzionale: la scarsa collaborazione e la minima motivazione, che portano spesso all' abbandono della terapia logopedica.

I presupposti teorici dell'approccio riabilitativo alle disfonie infantili che verranno proposti, pur facendo riferimento alle molteplici scuole di pensiero sull'argomento, prediligono il *gruppo* come contesto favorevole al trattamento.

Tale scelta operativa intende ovviare a quel genere di relazione artificiosa che spesso si istaura tra terapeuta e paziente, in seno alla quale si può creare un contesto prevalentemente imitativo con il risultato che il paziente è in grado di utilizzare una voce eufonica solamente durante la seduta.

La conseguenza sfavorevole dell'approccio dualistico risiede principalmente nel fatto di non riuscire a creare un reale apprendimento attivo, duraturo e proficuo, tale che sia possibile avvalersene nella vita di tutti i giorni.

In altri casi questo tipo di rapporto non favorisce quelle dinamiche comunicativo-relazionali tipiche del gruppo, in virtù delle quali già all'interno del contesto terapeutico il paziente si trova a confrontarsi con gli altri, analogamente a quello che accade nella realtà.

Per tali motivi nell'approccio logopedico con il bambino risultano più idonee delle *modalità ludiche di gruppo*, gestite attraverso piacevoli esperienze corporee e grafico-fonetiche, tali da lasciare un vissuto esperienziale gradevole e duraturo.

Quest'ultimo concetto scaturisce dalla convinzione che gli apprendimenti nel bambino passano in primo luogo attraverso situazioni motivanti e gratificanti.

È bene inoltre che nella prospettiva educativa-riabilitativa che si intende attuare vengano coinvolti anche i genitori, primi referenti e "modelli" dei piccoli pazienti .

L'iter terapeutico prevede come ulteriore supporto la creazione di un "diario di bordo", consistente nella raccolta in un quaderno dei disegni di tutti i giochi vocalici eseguiti durante la terapia.

Questa attività grafico-fonetica dovrà diventare una sorta di "eserciziario" da poter riutilizzare anche a casa come strumento di "gioco - esercizio" vocale, naturalmente dietro la supervisione dei genitori opportunamente edotti, con modalità di svolgimento e tempi di somministrazione congrui all'età ed alla personalità di ogni singolo piccolo paziente.

RICHIAMI ANATOMO-FISIOLOGICI

È fondamentale tenere sempre presente che la laringe del bambino non è semplicemente di dimensioni più piccole rispetto a quella dell'adulto ma risulta fondamentalmente diversa, sia a livello istologico che per la forma ed i rapporti con le strutture circostanti.

Ne deriva che con maggior facilità si possono verificare in questa fascia di vita particolari lesioni cordali come i noduli, gli edemi, l'irregolarità dei margini, l'ispessimento, le pseudocisti, ed altro, per una diatesi patologica strutturale paragonabile, in un certo qual modo, a come si comporta la laringe femminile nei confronti di quella maschile.

Si può condividere appieno il pensiero di Tarneaud nel definire la disfonia cronica dell'infanzia come «un'affezione inizialmente e prevalentemente favorita da un fattore predisponente anatomico, cioè la laringe infantile».

Rimandando un maggiore e più preciso approfondimento anatomofisiologico a testi specifici sull'argomento, si ricorda che nell'infanzia la posizione della laringe nel collo è alquanto più elevata che nell'adulto. La sua continua discesa, dall'epoca neonatale ai 20 anni ed oltre, fa si che vi sia un corrispondente decremento costante dell'altezza media della voce (rispettivamente dai 500 Hz ai 120 Hz dei maschi ed ai 215 Hz delle femmine, circa).

Nel dettaglio si può sottolineare il fatto che la particolare conformazione laringea infantile, per forma anatomica e diversi rapporti tra le singole strutture, conferisce alla glottide una riduzione della capacità vibratoria; **ciò è anche dovuto anche al fatto che le aritenoidi occupano i 2/3 della glottide alla nascita e successivamente nell'infanzia la metà**

Per di più la laringe del bambino ha limitate capacità di compiere escursioni verso l'alto, peraltro necessarie per i cambiamenti repentini di tono, e la produzione vocale non è sottoposta ad un controllo motorio fine come lo è nell'adulto. Peraltro la porzione sopraglottica laringea è ridotta in altezza con la conseguenza che anche la risonanza di queste cavità sarà minore.

Per tale motivi i mutamenti di voce che si verificano in questa fascia di età sono più grossolani e bruschi di quelli dell'adulto. La cartilagine cricoidea inoltre è tondeggiante così da determinare una difficoltà di chiusura posteriore delle corde vocali che per circa metà della loro lunghezza. La stessa cartilagine cricoidea, soprattutto nell'uomo, dopo la muta diverrà più ovale tale da facilitare invece la chiusura posteriore a differenza della donna.

Le corde vocali nel bimbo sono più rigide, tanto che la capacità di vibrazione è ridotta. La laringe del bambino, in generale, presenta una muscolatura gracile, tale da non consentire delle prestazioni vocali proprie dell'adulto; funzionalmente pertanto l'organo risulta "eccellente" dal punto di vista respiratorio ma "scadente" da quello fonatorio.

Dal punto di vista istologico infine occorre precisare che il legamento vocale non è riconoscibile alla nascita, rudimentale a 4 anni, sviluppato dal punto di vista morfologico a 10 anni, simile all'adulto solo dopo la pubertà ; il tessuto connettivo delle corde vocali infantili è più lasso e vascolarizzato (per questo motivo i noduli si presentano spesso rosati e a larga base d'impianto con tendenza edematosa)

SCHEMA dell'ACCRESCIMENTO CORDALE dall'INFANZIA all'età ADULTA

6-8 mm: 8 anni circa

10-12 mm: poco prima della muta

17-18 nella femmina: dopo la muta

20-23 nel maschio: dopo la muta

Aumento del 63% nel **maschio** fino a   **17-23 mm** dell'età adulta

Aumento del 34% nella **femmina** fino a   **12-18 mm** dell'**età adulta**

EPIDEMIOLOGIA E CLINICA DELLA DISFONIA INFANTILE

La disfonia infantile è stata considerata in passato come il risultato di una laringite cronica ed inquadrata come un disturbo «caratterizzato sostanzialmente da un comportamento di sforzo vocale che si accompagna ad una modificazione del timbro, che spesso diviene rauco e grave».(Le Huche)
Nel corso degli anni è stata più correttamente inquadrata come patologia a carattere disfunzionale. Vari studi hanno messo in relazione la facilità nell'infanzia di sviluppare delle lesioni cordali come i noduli, sia per la scarsa presenza di acido jaluronico al loro interno (sostanza protettiva che si dimostra efficace in caso di sforzi vocali intensi e ripetuti) sia per la predisposizione anatomo-fisiologica al danno (come precedentemente esposto), associata a fonotraumi ripetuti, generati dalle alte frequenze di eloquio.

La malattia da reflusso gastro-esofageo può venire considerata quale concausa di disfonia già in età infantile, legata ad un'alimentazione spesso scorretta e frettolosa oltre a fattori di stress, dovuti ai ritmi di vita divenuti incalzanti anche per il bambino (la scuola, i compiti, gli sport, il catechismo, la musica , l'apprendimento di una lingua straniera, ecc.).

Il sintomo disfonia, di norma, è più frequente nel sesso maschile che in quello femminile; può comparire precocemente, verso i 3-4 anni, ma più facilmente si riscontra in un'età successiva (6-7 anni), in concomitanza con l'accesso alla scuola elementare, allorché possono svilupparsi i primi meccanismi di competizione e di rivalsa sociale. Curiosamente i figli unici ed i terzogeniti risultano essere più predisposti ad una disfonia in relazione ai loro aspetti caratteriali (irrequietezza, egocentrismo, ecc.).

Come accennato nell'introduzione, il fattore imitativo nei confronti di modelli vocali errati (insegnanti e genitori disfonici, suoni onomatopeici sgradevoli dei cartoni animati, miti televisivi con modalità fonatorie distorte, ecc.) riveste in questa età un ruolo decisamente importante ("mimetismo educativo" secondo Tarneaud).

La pratica quotidiana, conformemente alla maggioranza dei dati in letteratura, insegna che principalmente ci si può trovare di fronte a due differenti tipologie di "bambino disfonico": quello vitale, energico, autoritario, un po' "rigido mentalmente" -caratterizzato anche da un'aggressività spesso latente- che tende a dominare gli altri attraverso la propria voce e che esprime un'energia difficile da canalizzare; quello introverso che, viceversa, è timido, testardo e perfezionista; "soffoca" la propria voce in quanto incapace di esprimere i bisogni e le emozioni al momento necessario.

Tra le cause ulteriori che possono favorire la disfonia infantile vanno segnalate: le laringiti ricorrenti, le affezioni adenotonsillari, l'abitus allergico e le ipoacusie infantili. Queste ultime nel bambino sono spesso secondarie a disfunzioni tubariche che determinano pressioni negative o versamenti sierosi nell'orecchio medio, con conseguente deficit del feed-back uditivo-vocale (il bambino sente meno e tende pertanto a parlare più forte oppure percepisce in maniera "distorta" la voce, da cui ne consegue una scorretta emissione).

Nella patogenesi multifattoriale della disfonia nell'infanzia, non va sottovalutata anche la presenza di deglutizione atipica, in quanto la spinta linguale anteriore ed eventuali squilibri posturali associati ,vanno ad incrementare lo sviluppo di tensioni laringee ed extralaringee e la posizione stessa sia della laringe che dell'osso ioide.

Come descrivono Enrico Viva ed Elena Viva "nella deglutizione patologica si osserva : lingua in avanti fuori dalla bocca, laringe più alta; il vocal tract diminuisce in altezza ; il timbro vocale si modifica ed insorge stress vocale e disfonia". Nell'età evolutiva inoltre dovremo tener in attenta considerazione la presenza di un'asimmetria cranio-mandibolare, conseguenza di due distinti meccanismi: il primo è rappresentato dal dislocamento latero-laterale della mandibola in conseguenza di contatti occlusivi non dovuti al cambiamento di forma ma solo di posizione funzionale.

Il secondo meccanismo è rappresentato da un vero cambiamento morfologico, che conduce ad una asimmetria strutturale, dovuta a fattori acquisiti o congeniti.

"La letero-deviazione della mandibola interferisce sul delicato equilibrio muscolare, causando una sofferenza in un primo tempo del muscolo temporale e pterigoideo esterno omolaterale e del muscolo pterigoideo interno controlaterale ; in un secondo momento soffre il trapezio omolaterale ed il muscolo sternocleidomastoideo controlaterale. La testa si flette dal lato della deviazione avvicinandosi alla spalla che risulterà più alta rispetto alla controlaterale. " La conseguenza sulla laringe sarà l' allargamento del ventricolo di Morgagni dal lato della convessità della curvatura del collo e quindi l' avvicinamento della falsa corda alla vera ed il relativo squilibrio funzionale.

Ricordiamo a tal proposito uno studio di Titze che definisce e giustifica una *"natura fisiologicamente dotata"* e quindi più *"forte e resistente"* attraverso diversi criteri valutativi tra i quali include la *"simmetria tra la corda vocale destra e sinistra"* (Titze, 1994; Schlomicher-Thier, 2005).

Tale studio si riferisce in particolar modo alla voce cantata e quindi identifica la natura del cantante con maggiori " potenzialità di resistenza fisiologica " nei seguenti sei requisiti:

- Ampi spazi tra le cartilagini laringee
- Mucosa cordale spessa con ottimale concentrazione fibro-liquida
- Simmetria tra la corda vocale destra e sinistra
- Muscoli cricotiriodei (CT) e tiroaritenoidei (TA) robusti
- Abilità di attivazione selettiva e graduale di gruppi muscolari adiacenti
- Ampia capacità respiratoria.

Altro ruolo cardine nel buon equilibrio funzionale laringeo è determinato dall'osso ioide che si trova al centro della lordosi cervicale a livello di C3. Può essere considerato il fulcro per i movimenti verticali (ad es.muscolo io-glosso) e laterali (ad es. muscolo omo- ioideo) della laringe ed essere considerato come una sorta di menisco, un ammortizzatore delle azioni dei vari tiranti muscolo-legamentosi . L'asse ioideo tracheale è situato all'interno del complesso muscolo cervicale superficiale (che gli fa da guscio e lo contiene). Se la struttura portante non è corretta per alterazioni organiche o funzionali, la posizione spaziale della laringe può essere negativamente influenzata, con possibile insorgenza di disfonia, atteggiamenti scoliotici del rachide ecc..

La scoliosi o gli atteggiamenti scoliotici non rientrano nella fisiologia; se ne deduce che le alterazioni in senso latero-laterale della colonna sono più dannose di quelle in senso antero-posteriore.

Fra le alterazioni ascendenti che possono determinare una alterazione posturale espressa da una disfunzionalità oro-rino-maxillo-facciale (respirazione orale obbligata o abituale, permanenza della deglutizione infantile, masticazione alterata) autori come Bricot e Fusco considerano *il recettore podalico,* la cui correzione con diverse tecniche (plantari) può migliorare sia la postura antero-postriore che latero-laterale del corpo (Bricot,1997; Fusco, 1996).

In tale visione globale si ritiene utile sia nell'atto valutativo logopedico che nel percorso riabilitativo di una disfonia infantile, prendere in considerazione la molteplicità dei fattori che determinano la problematica vocale, senza fermarsi solo al "fenomeno laringeo" , coinvolgendo anche i genitori in questa presa di coscienza della necessità di una visione globale del problema .

Capita a volte che alcuni genitori tendano a sottovalutare i ripetuti episodi disfonici del figlio, tanto da non eseguire correttamente le eventuali terapie farmacologiche consigliate, magari per paura degli effetti collaterali dei farmaci, con il risultato che il sintomo si consolida.

Anche il ricorso al riposo vocale, utile nelle fasi acute della disfonia, non è attuabile nell'infanzia in quanto il bambino, non avendo coscienza del sintomo, propende ad ignorare il consiglio se non addirittura ad attuare comportamenti oppositivi. A maggior ragione sarà spesso difficile far comprendere al genitore questa genesi multifattoriale che richiederà maggiori approfondimenti valutativi diagnostici.

Tornando agli aspetti clinici della disfonia ed alle problematiche che sottendono alla relazione con i genitori e con il bimbo disfonico, dobbiamo tener presente che generalmente la disfonia infantile, tende verso un carattere cronico; insorge dapprima in modo progressivo dopo ripetuti episodi disfonici acuti, che tendono nel tempo a farsi sempre più frequenti e di durata sempre più lunga.

Con queste modalità spesso la disfonia diviene costante e soprattutto percepita dal bambino e dal suo ambiente più prossimo come "normale".

Nella pratica clinica, è possibile trovarsi di fronte a due tipi di situazioni: quella in cui il bambino è poco cosciente della propria disfonia e pertanto non ne è infastidito, e quella in cui realmente ne soffre, riferendo che la propria voce "esce difficilmente e con fatica".

Più raramente vengono riferiti sintomi come: bruciore, tensione, dolore e costrizione al collo, di più facile appannaggio nell'età adulta.

È importante inoltre che i genitori tengano in dovuto conto i ripetuti episodi disfonici del figlio, al fine di provvedere quanto prima ad affrontare ogni singolo evento patologico, così da non favorirne la cronicizzazione.

Non è raro constatare che quanto più il genitore è sensibile alle problematiche del figlio, preoccupandosi precocemente dell'insorgenza di una voce patologica, tanto meglio aumenta il grado di motivazione e collaborazione del bambino alla terapia logopedica. Il counselling parentale diviene quindi un fondamentale strumento per la corretta gestione di tali complesse problematiche

Descrivendo in modo analitico le diverse modalità di utilizzo della voce del bambino nella vita quotidiana, in presenza di disfonia si può dire che: l'alterazione della voce di conversazione è variabile, ed a volte in modo considerevole, da bambino a bambino; sul piano acustico la voce è caratterizzata sempre da una tonalità più grave del normale, da un ridotto *range* di modulazione, dalla presenza o meno di raucedine, da variazioni di intensità, talvolta in maniera smisurata, che vanno dall'urlato all'afonia pressoché totale ed in alcuni casi da un'ipoarticolazione della parola.

Tutte queste modificazioni acustiche dell'emissione vocale naturalmente
si accompagnano ad un evidente comportamento di sforzo,
associato a turgore delle giugulari.
L'alterazione della voce è più evidente nelle prove di lettura che
durante la conversazione spontanea; la voce proiettata risulta invece
generalmente migliore.
(Si specifica che la voce di proiezione, secondo Le Huche, è caratterizzata
dall'intenzione dichiarata di agire sugli altri, o meglio sullo spazio
esterno, ciò implica anche il coinvolgimento della persona; la voce pertanto
è innanzitutto strumento per agire sugli altri nelle varie situazioni
come ad esempio chiamare, dare un ordine, affermare un concetto,
informare e interrogare qualcuno, parlare in pubblico, ecc.; le caratteristiche
della voce proiettata sono inoltre: lo sguardo che si orienta verso
l'interlocutore, la verticalizzazione del corpo ed il respiro costo-addominale).
Per ultimo, in riferimento alla voce cantata, riuscendo il bambino
disfonico a fonare limitatamente sul registro grave, qualora cercasse di
elevare il tono, la voce gli si spezza ed in altri casi, pur riuscendo a cantare
tanto nel registro grave che il quello acuto, la voce fuoriesce rauca
e sforzata.
Qualora il bambino pratichi in modo più o meno professionale attività correlate
al **canto** sarà necessario approfondire altri aspetti sia legati all'atto valutativo
della voce cantata sia alla presa in carico logopedica, che in tal caso dovrà
avvalersi della stretta collaborazione con l'insegnante di canto.
Si parte dal presupposto che le caratteristiche psico–fisiche della voce cantata,
sono determinate da fattori sia di natura genetica che costituzionale ed
ambientale. E' stato ampiamente dimostrato che sono i fattori genotipici
piuttosto che quelli ambientali a condizionare il tipo vocale sia parlato che
cantato. "La cosiddetta "voce naturale" quindi è un'abilità certamente
ereditata nel senso però che si eredita una combinazione di caratteristiche
psico-fisiche compresa l'attitudine musicale " (Bruno G. ,Paperi V.).

Lo sviluppo delle capacità vocali canore comunque, è condizionato oltre che da fattori costituzionali anche dall'ambiente che fornisce i modelli da imitare ed eventuali stimoli musicali.

Il medico foniatra, il logopedista ed il maestro di canto, ciascuno con la propria competenza, debbono collaborare per raggiungere questa finalità.

Al maestro di canto sono indispensabili le notizie riguardanti lo stato di salute dell'apparato vocale e le sue caratteristiche morfologiche per evitare errori di classificazione, sempre possibili quando siano esclusivamente basate su criteri acustici soggettivi come la qualità del timbro e l'estensione tonale.

Il maestro di canto deve inoltre porre molta attenzione alla voce di bimbi in età puberale per cogliere i primi sintomi della muta vocale, non per interrompere la pratica del canto, ma per sottoporre l'allievo ad un allenamento vocale finalizzato ad evitare possibili disfunzioni; in passato in presenza di questa fenomenologia, si consigliava di sospendere la pratica del canto mentre più giustamente oggi si continua ad allenare l'allievo secondo un programma di esercizi che ha lo scopo di prevenire quelle patologie che possono svilupparsi durante la muta vocale. Le voci più a rischio sono quelle di contralto che per mantenere la giusta intonazione, tendono ad aumentare il volume di emissione, affaticando l'organo vocale. Gli esercizi di canto consigliati si basano su trasposizioni di tonalità verso il basso nei maschi evitando le intensità forti.

Un ruolo importante è svolto anche dal contributo logopedico attraverso le tecniche di riscaldamento vocale, per preparare la voce prima della prestazione o attraverso le tecniche di raffreddamento che hanno al contrario lo scopo di favorire un recupero maggiore e più veloce dopo l'affaticamento del canto.

Fussi precisa quali sono le finalità di un corretto riscaldamento vocale descrivendone anche i vantaggi per la biomeccanica del tessuto cordale;

SCOPI del riscaldamento vocale:

•Aumento di vischiosità delle corde vocali che favorisce la stabilità dei toni acuti

•Allungamento e stretching dei muscoli per prepararli ad un lavoro atraumatico (a differenza dei vocalizzi che hanno lo scopo di verificare prima della performance particolari capacità canto-relate che andrebbero eseguiti dopo il riscaldamento)

- Rinforzo e bilanciamento della muscolatura laringea, potenziamento dell'efficienza dei rapporti tra flusso aereo, vibrazione cordale e adattamento degli spazi sopraglottici

DURATA del riscaldamento vocale:

- La lunghezza del riscaldamento vocale dovrebbe essere inversamente proporzionale alla durata della performance che lo seguirà
- In situazioni di debolezza o malattia, un accurato riscaldamento è la terapia più importante per ridurre il rischio di danni
- Un riscaldamento prolungato può essere dannoso, occorre capire perché si sente la necessità di prolungare il riscaldamento e capire se è indice di un problema vocale organico (stato flogistico) o funzionale quindi legato ad una tecnica non corretta

COME eseguire un riscaldamento vocale:

- NON utilizzare intensità vocali elevate
- NON eseguirlo in ambienti con scarsa umidità d'aria
- NON eseguirlo da seduti
- ESEGUIRE il RISCALDAMENTO con CALMA, CONCENTRAZIONE ed attenzione ai minimi dettagli in buono stato di IDRATAZIONE

COME IDRATARSI:

- IDRATARSI NON significa bere tanta acqua prima della prestazione in quanto favorisce solo il reflusso (bere molta acqua ma alcune ore prima)
- IDRATARSI attraverso tecniche di idratazione della mucosa (es: tecnica Borragan - cioè respirare attraverso una garza umida)
- Evitare pastiglie balsamiche specie se a base di mentolo
- Evitare l'ERISIMO (famosa erba del cantante) utile solo in STATI FLOGISTICI delle mucose, mentre in stati di normalità può creare disidratazione con indurimento della voce.

(Fa seguito nell'eseciziario uno schema di lavoro sia per quanto concerne il riscaldamento che il raffreddamento vocale redatto dalla sottoscritta unitamente ad esercizi sintomatici per eventuali patologie specifiche)

APPROFONDIMENTO:
LA PREVENZIONE dei DISTURBI DEGLUTITORI

La corretta gestione di un caso o di una situazione non implica il solo aspetto valutativo o riabilitativo ma si giova di interventi di orientamento e counselling.

A tal scopo la sottoscritta (in collaborazione con la collega Valentina Romizi e la Dott.ssa Ilaria Mari ortodonzista) ha redatto un Opuscolo riguardante la Prevenzione dei disturbi della Deglutizione per sensibilizzare i genitori a tale problematica e renderli edotti riguardo eventuali scelte ortodontiche da associare alla terapia logopedica vocale. Lo scopo è quello di ottimizzare le prese in carico (ortodonzista/logopedista) in modo complementare al fine di un corretto indirizzo di equilibrio funzionale.

LA DEGLUTIZIONE NEL BAMBINO:
ASPETTI EDUCATIVI E PREVENTIVI

La DEGLUTIZIONE è l'abilità di convogliare sostanze solide, liquide, gassose o miste dall'esterno allo stomaco; è quindi un atto motorio che viene ripetuto numerose volte sia durante il giorno, che durante la notte.

L'alimentazione del bambino costituisce una delle fasi più importanti di questa abilità ed è un momento che coinvolge diversi aspetti:

- il rapporto emotivo relazionale madre-bambino;
- il gusto di soddisfare un bisogno primario;
- l'aspetto nutrizionale legato alla crescita.

Quanto e come questi aspetti possono influenzare lo sviluppo delle funzioni orali?

CENNI DI FISIOLOGIA DELLA DEGLUTIZIONE

Nel neonato durante l'atto deglutitorio la lingua riempie completamente la cavità buccale spingendosi in avanti. Contemporaneamente avviene la contrazione delle labbra e delle guance che, insieme alla lingua, concorrono a stringere saldamente il capezzolo materno per assicurare la buona chiusura della bocca ed impedire così la fuoriuscita del latte.

Nella fase dello svezzamento si verificano dei cambiamenti sostanziali a carico del primo tratto delle vie aero-digestive: nascono i primi dentini, la laringe assume una posizione più bassa, vengono prodotti i primi suoni del linguaggio (lallazione) ed il bambino inizia ad assumere la posizione seduta.

Durante questa fase si realizzano i primi movimenti della mandibola con un preciso fine masticatorio che si perfezionano gradatamente nel tempo, fino ad un'età di 3-6 anni, quando l'organizzazione motoria della masticazione raggiunge la maturazione completa: il bambino passa pertanto da un'attività alimentare innata ad un comportamento acquisito stabilizzando sempre di più i movimenti mandibolari e riducendo quelli labiali. Durante l'atto deglutitorio definitivamente maturo la lingua spinge verso l'alto aderendo con forza contro il palato.

Quando non si verifica questo processo di maturazione il bambino deglutisce proiettando la lingua in avanti tra le arcate dentali e contro le labbra. Questo meccanismo patologico si definisce: <u>**DEGLUTIZIONE DEVIATA**</u>

CAUSE DELLA DEGLUTIZIONE DEVIATA ORGANICHE E FUNZIONALI

- ipertrofia tonsillare ed adenoidea;
- riniti allergiche;
- deviazioni del setto nasale;
- disfunzioni Sistema Nervoso Centrale;

- anomalie della crescita scheletrica cranio-facciale;
- frenulo linguale corto;
- malattie genetiche.

- **ABITUDINI VIZIATE**

- suzione delle dita;
- rosicchiamento unghie-matite;
- suzione della lingua;
- suzione del labbro;
- uso prolungato del ciuccio e/o del biberon;
- uso prolungato di cibi e pappe frullate.

PREVENZIONE

1. Favorire nei primi mesi di vita **l'allattamento al seno** o, nel caso di allattamento artificiale, l'uso di tettarelle che siano in grado di stimolare la muscolatura oro-facciale nel miglior modo possibile
2. Evitare di far ricorso a formule lattee troppo ricche di zuccheri che alterano la capacità di contrattura muscolare
3. **Favorire la respirazione nasale** insegnando al bambino a soffiarsi il naso e tenendo pulite le cavità nasali con soluzioni fisiologiche mediante specifici inalatori
4. **Educare il bambino a masticare con la bocca chiusa**
5. **Abituare il bambino a masticare i cibi duri da entrambi i lati**
6. **Ridurre abitudini viziate quali:** l'uso del biberon e/o del ciuccio, la suzione del dito-lingua-labbro il rosicchiamento di unghie ed oggetti come penne/matite / laccetti

COME RICONOSCERE UNA DEGLUTIZIONE DEVIATA ?

Si possono evidenziare uno o più dei seguenti disturbi:
- alterazione dell'occlusione dentaria
- distorsioni fonetiche (/s/ /z/ /r/)
- spinta linguale anteriore e/o contrazione delle labbra durante la deglutizione
- disturbi respiratori ed alterazione del tono della muscolatura oro-facciale (es: eccessiva perdita di saliva)

In questi casi si consiglia:
1. **Consulenza pediatrica e/o ORL**
2. **Valutazione logopedia delle funzioni orali**
3. **Valutazione ortodontica precoce nel caso ci sia familiarità per difetti di occlusione**

LOGOPEDIA E ORTODONZIA

La terapia logopedica è complementare a quella ortodontica e le priorità vanno definite insieme agli specialisti dopo una necessaria valutazione multidisciplinare che includa anche una valutazione posturale e oculistica.
Di fondamentale importanza è un accurata valutazione ortodontica che deve comprendere i seguenti esami diagnostici:

- Esame clinico endorale: l'ortodontista guarderà nella bocca del paziente (valutazione dentale, parodontale e complessiva armoniosità del volto: ad esempio presenza/assenza di asimmetrie)
- Esami radiografici : panoramica e teleradiografia latero-laterale del cranio
- Modelli di studio in gesso della bocca del paziente
- Prove respiratorie
- Prove deglutitorie

Una volta completato l'iter diagnostico e verificata l'effettiva necessità di un trattamento ortodontico, si aprono molteplici possibilità terapeutiche, tra le quali il clinico sceglierà in base all'entità del problema e all'età del paziente (crescita in atto/crescita terminata).

Possiamo sintetizzarle in due branche principali :

1. **Ortodonzia fissa:**
    - Raggiungimento degli obiettivi anche senza collaborazione del bambino
    - Consigliabile soprattutto a crescita ultimata
    - Obiettivo : l'ortodonzia fissa intesa come le famose "piastrine ai denti" si prefigge la risoluzione della malocclusione dentale senza intervenire sulle basi
    ossee ormai formate; obiettivo differente ha l'applicazione di un espansore fisso del palato la cui efficacia è propriamente ossea (crescita ancora in atto!).

2. **Ortodonzia mobile:**
    - Necessità di collaborazione da parte del bambino e della famiglia
    - Consigliabile in pazienti in crescita
    - Obiettivo : si tratta di un trattamento ortopedico dento-facciale utile quindi a guidare la crescita ossea nella direzione più favorevole a risolvere la problematica del paziente.

Una volta realizzata una diagnosi completa e corretta si stabiliranno i tempi del trattamento e quali specialisti concorreranno alla risoluzione completa del caso. L'importanza della multi- disciplinarietà è proprio garantire al paziente l'effettiva risoluzione del problema e le priorità nei tempi di azione. (ESEMPIO: prima terapia ortodontica poi logopedia/ prima ORL poi terapia ortodontica) per evitare sovrapposizioni inutili ed ottimizzare l'efficacia dell'intervento.

OBIETTIVITÀ CLINICA

Come già accennato, la laringe del bambino non è facile da esaminare sia con lo specchietto che in videostrobolaringoscopia. Tuttavia, con la dovuta pazienza, avendo avuto cura di spiegare al piccolo paziente in modo giocoso e coinvolgente quello che si andrà a fare, dopo avergli illustrato tutti gli strumenti che verranno utilizzati durante la visita e tranquillizzato sulle sensazioni che potrà provare, è possibile ottenere una buona o sufficiente collaborazione già dall'età di 3-4 anni.

Nel caso sia possibile apprezzare il piano glottico, i quadri laringoscopici che più frequentemente vengono riscontrati sono i seguenti:

- laringe normale
- ispessimento e/o irregolarità dei bordi cordali
- incremento della vascolarizzazione
- insufficiente chiusura
- noduli (fig. 2)
- edemi
- cisti (fig.3)

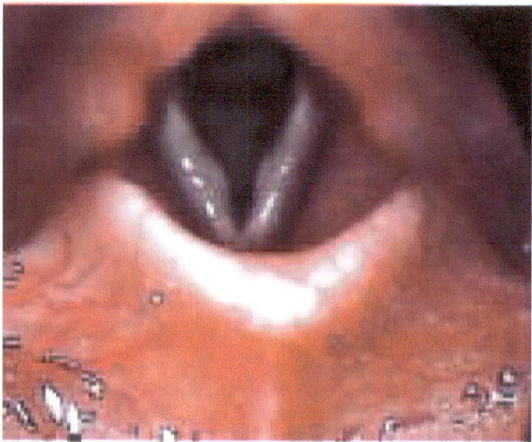 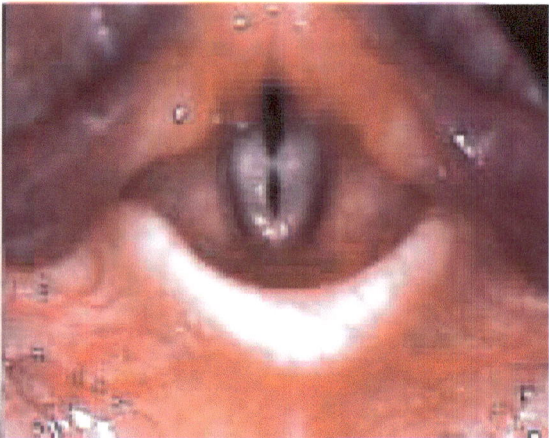

Fig 2. - Noduli cordali in una bambina di anni 7

Si ricorda che i noduli sono associati nel 20-25% dei casi ad una micropalmatura glottica anteriore elemento favorente recidive dopo terapia riabilitativa.

Per quanto riguarda la possibilità di proporre un trattamento chirurgico si arriverà a tale soluzione solo in casi estremi, quando la disfonia è severa, invalida la vita sociale, nei noduli inveterati, spinosi, che non hanno risposto alla terapia logopedia. Nei maschi inoltre occorre precisare che nell'80% le lesioni nodulari e paranodulari scompaiono o migliorano con la muta vocale quindi ogni forma di interventismo risulta inappropriato. Nelle femmine: solo nel 20% queste lesioni scompaiono con l'accrescimento cordale quindi va valutata caso per caso l'opportunità e la pertinenza sempre di comune accordo con i familiari.

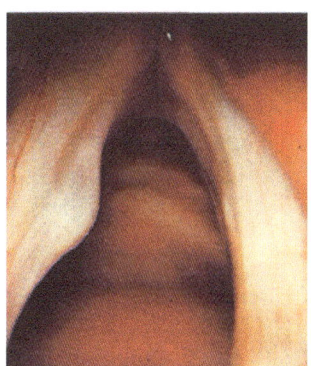

Fig.3 Cisti

La cisti è generalmente congenita o secondaria ad ostruzione del canale escretore della ghiandola mucosa; si localizza nel bordo libero o nella regione sottoglottica ed è prevalentemente situata unilateralmente, al 1/3 medio della corda vocale.

Questo dato è significativo per la diagnosi differenziale con i noduli cordali visualizzabili più al 1/3 anteriore. La cisti inoltre presenta spesso una varice sentinella confluente nella regione della lesione, provoca una significativa riduzione dell'onda mucosa con conseguente marcata disfonia disfunzionale ed ipertono della muscolatura extralaringea. La terapia logopedica può essere di aiuto per ridurre lo sforzo vocale nell'uso quotidiano della voce ma non porta a guarigione della patologia per la quale è indicata la terapia chirurgica

(anche in questo caso da effettuare solo presso centri di fonochirurgia specializzati per evitare aderenze cicatriziali della tasca cistica).

Prendendo in considerazione ai fini della presente trattazione solamente il sintomo "disfonia" nel contesto dell'infanzia, con l'intento di proporre delle particolari modalità terapeutiche logopediche, si rimanda l'approfondimento dell'argomento clinico-patologico a lavori dedicati alla materia specifica.

LA RIEDUCAZIONE DELLA DISFONIA INFANTILE

Teorie di riferimento

Gran parte delle metodiche classiche di trattamento delle disfonie infantili usate nel passato ricalcavano un'impronta comportamentistica, basata sulle tecniche di addestramento, in riferimento alla teoria dell'apprendimento passivo di Pavlov.
Questo trattamento presentava il grosso limite di non avere una visione globale dell'individuo e tanto meno del bambino, ma di prenderlo in considerazione esclusivamente per il sintomo del quale è portatore; ne conseguiva che le disfonie venivano classificate solamente in base al grado di tensione delle corde vocali: ipercinetiche, ipocinetiche e miste.
Tale classificazione portava però a facili errori di valutazione, in quanto non permetteva di differenziare le disfonie ipocinetiche pure dalle forme ipercinetiche scompensate, nelle quali il grado di ipotonia cordale deriva da un precedente eccesso di sforzo vocale nel bambino. Accadeva pertanto che, sottoponendo il piccolo paziente ad esercizi vocali energici con attacco duro del suono, era possibile che venissero addirittura incrementate le ipercinesie già presenti.
La rieducazione logopedica seguiva dei protocolli di vocalizzi standardizzati a seconda dei diversi tipi di disfonia, con esercitazioni eseguite "a tavolino"; nel corso di queste esercitazioni il logopedista, attraverso un atteggiamento prevalentemente direttivo, proponeva esercizi mirati a far acquisire meccanicamente alcune tecniche in grado di modificare i parametri alterati della voce. Ad esempio: in presenza di una disfonia ipocinetica si preferiva utilizzare le vocali chiare "e" ed "i", che aumentavano la forza di affrontamento cordale; al contrario, nei casi di disfonia ipercinetica, venivano utilizzate prevalentemente le vocali scure "o" ed "u", in quanto essendo meno tese, rendevano l'affrontamento cordale meno violento. Tutto ciò senza considerare il fatto che l'utilizzo eccessivo

delle vocali posteriori poteva accentuare le risonanze faringee, tipiche della "voce ingolata", così da peggiorare l'aspetto disfunzionale della disfonia.

La respirazione era in questi casi presa poco in considerazione ed eventualmente solo durante la prima seduta mediante esercizi di ginnastica respiratoria.

Oltre tutto le metodiche classiche di lavoro non consideravano sufficientemente lo stato della muscolatura extralaringea che, a causa di possibili scompensi posturali o di accumuli di tensione, soprattutto a livello della regione cervico-facciale, risultava spesso contratta, ostacolando così tutti i movimenti laringei ed il buon funzionamento delle corde vocali.

Alcune tecniche classiche, in ogni caso, rivestono ancor oggi un indubbio interesse terapeutico come quella di Froeschels, che nel 1952 ideò il "Chewing method" o metodo della masticazione; tale approccio è utile per l'attenuazione dell'iperfunzione vocale e per correggere i parametri vocali (intensità, altezza tonale e timbro).

Si basa sul presupposto che la masticazione, funzione primitiva riflessa e semiautomatica, facilita il rilassamento della muscolatura articolatoria; ciò che si richiede al paziente è di compiere movimenti ed emettere rumori masticatori. Successivamente si chiede anche di produrre dei suoni particolari come: "gnam", "gnem","gnum" mettendo in movimento la bocca e la lingua. Si procede poi alla masticazione di vocali, di sillabe, di parole e di frasi, via via sempre più lunghe e complesse, fino ad arrivare alla conversazione masticata. Dopo un primo periodo di allenamento, questi movimenti esagerati di masticazione vengono gradualmente ridotti, invitando il paziente a ricordare la sensazione di rilassamento e di miglioramento della voce, apprese durante l'applicazione di tale metodo.

Boone nel 1977 propose il " Yawn – Sigh approch" o tecnica del sospiro-sbadiglio che, analogamente alla precedente, ricorre ad una funzione vegetativa automatizzata ed ancorata a schemi riflessi innati. Questa tecnica può essere impiegata per favorire l'attacco vocale dolce, che spesso i pazienti sostituiscono con quello duro o addirittura, con il colpo di glottide.

Il metodo inoltre favorisce la propriocezione delle attività del palato molle, della muscolatura faringea e buccale e della risonanza orofaringea, con il vantaggio di abbassare naturalmente la laringe.

Il paziente è invitato ad eseguire un'inspirazione prolungata, come durante uno sbadiglio, seguita da un'espirazione, sempre a bocca ben aperta, associata ad un sospiro lievemente sonorizzato. Dopo alcune ripetizioni, in questa seconda fase, al posto della sonorizzazione si faranno emettere brevi parole inizianti per vocale, per poi aumentarne gradualmente il numero, fino a quattro cinque per ogni sospiro.

Un altro autore, Cooper, nel 1973 formulò il metodo del "Hu-Hum", che dà un valido aiuto per trovare con più facilità nell'eloquio spontaneo l'altezza di voce adeguata. Si chiede al paziente di emettere spontaneamente un "Hu-Hum" in flessione ascendente, a labbra chiuse come per commentare qualcosa sulla quale ci si trova pienamente d'accordo (es. -Ti piace la cioccolata? Hu-uum!-). Se questo suono di risposta viene emesso in modo spontaneo, si può apprezzare di solito un movimento delle ali e della porzione più bassa del naso e delle labbra; in tal modo si potrà individuare più facilmente la frequenza ottimale di eloquio, determinata da un'equilibrata combinazione di risonanza orale, faringea e laringea.

Molto utili sono anche le tecniche di manipolazione e di massaggio della laringe e dell'osso ioide, attraverso le quali è possibile: ridurre le contratture e l'ipertono della muscolatura della parte anteriore del collo; normalizzare la posizione spesso elevata e la mobilità ridotta della laringe; abbassare l'altezza tonale, in virtù dell'accorciamento, e l'ispessimento delle corde vocali.

Il massaggio e la manipolazione vanno eseguiti tuttavia con molta cautela nel bambino, in quanto potrebbero suscitare, anche se solo temporaneamente, una certa dolorabilità in sede laringea.

Alle metodiche classiche di trattamento, Le Huche ha aggiunto "l'approccio

globale", unendo alle procedure in uso delle tecniche corporee.
Nonostante ciò la modalità da lui proposta può definirsi ancora di tipo
prevalentemente direttivo; è il logopedista infatti che spiega gli esercizi,
guida il paziente nella esecuzione, mostra come farli modellandoli su di
sé, risponde alle eventuali domande di chiarimento e discute con il
paziente sulle varie difficoltà incontrate.

Va comunque riconosciuto a Le Huche il merito di aver intuito l'inscindibile
rapporto tra il corpo, la mente e la voce e quindi l'importanza
di agire sulle diverse componenti dell'attività fonatoria, con degli esercizi
di rilassamento, di respirazione e di allenamento vocale.

Si deve a Schindler, sulla scia di questa esperienza francese, l'avere
introdotto con successo in Italia la pratica della terapia logopedia di
gruppo, peraltro già sperimentata in America.

Approfondendo l'intuizione di Le Huche riguardo le tecniche corporee
e tenendo in considerazione l'importanza di una corretta gestione
delle dinamiche di gruppo, è stato messo a punto dalla Scuola foniatrico-
logopedica di Cesena, un protocollo riabilitativo delle disfonie. Nasce in questo
modo, nel 1995, il Training Logopedico Integrato (T.L.I.) di Bartolini e Coll.
Tale approccio si pone come un possibile modello d'intervento, tanto
dinamico che flessibile. L'attenzione si sposta dalla voce e da tutti i suoi
parametri alla comunicazione corporea, verbale e non verbale. Si dà così
ampio spazio alla presa di coscienza ed alla gestione attiva della respirazione,
della postura, della gestualità, a tutti quegli elementi, cioè, che permettono
e rinforzano l'emissione sonora, facendone a pieno titolo un atto
efficace di proiezione vocale.

Altro grande punto di riferimento nella pratica clinica su questo argomento
è stato il "Metodo Magnani". La sua finalità consiste nella riconquista
della funzione vocale *eufonica*, considerata come "perduta o dimenticata"
dal paziente, anche se ancora intimamente posseduta.

Il percorso terapeutico, basato sull'autopercezione, guida il soggetto ad
eliminare dalla funzione vocale tutti gli atteggiamenti innaturali, faticosi o
invalidanti.

Lo sforzo riabilitativo è finalizzato pertanto all'eliminazione dei comportamenti sfinterici della laringe per favorire invece la *funzione vibratoria*.

Un importante riferimento metodologico va fatto rispetto alla "tecnica della vibrazione" della Belhau, (facente parte di un più vasto e complesso programma terapeutico) utilizzata con ottimi risultati per riequilibrare la chiusura glottica e la Coordinazione Pneumo-Fono-Articolatoria (CPFA), e per mobilizzare la mucosa cordale, riducendo notevolmente lo sforzo fonatorio; a tal fine è particolarmente adatta nelle disfonie infantili, anche per il facile e gradevole apprendimento.

L'obiettivo principale del metodo sarà quello di RIDURRE lo SFORZO FONATORIO ed ADEGUARE la QUALITA' della VOCE alle necessità personali e tale principio risulta quanto mai vero nell'infanzia.

Altro contributo nell'unire durante il percorso riabilitativo voce ed espressione corporea, è stato dato dal metodo Propriocettivo elastico che ha cercato un nuovo equilibrio della funzione vocale con il minor dispendio di energia possibile.

Abitualmente inoltre vi è la tendenza a combattere la rigidità mediante il rilassamento muscolare; in questo approccio si parla piuttosto di "distensione muscolare" che si può raggiungere attraverso "l'equilibrio instabile", ossia una tecnica in cui l'elasticità corporea si unisce al movimento cercando di far sperimentare nuove sensazioni indotte da emissioni vocali in particolari condizioni. Il percorso riabilitativo si fonda su 4 presupposti:

- La LUBRIFICAZIONE
- Il lavoro sulla rigidità
- Il lavoro sulla lingua
- La Respirazione

Le modalità pratiche si avvalgono di posture facilitanti, dell'equilibrio instabile e utilizzano il vibratore, il ghiaccio ecc. per modificare la propriocezione orale e laringea.

Tali modalità risultando molto " divertenti " favoriscono un'ottimo vissuto esperienziale nell'infanzia.

I presupposti teorici riguardo la metodica di trattamento delle disfonie infantili, proposta in questo testo, si riallacciano alle numerose esperienze precedentemente citate, con lo scopo di suggerire una nuova strategia riabilitativa logopedica, orientata alla modalità pratica di rapportarsi ai bambini.

APPROCCIO EDUCATIVO-TERAPEUTICO
Lavorando con i bambini ci si interroga di continuo sul come trovare il modo migliore per poterli motivare e coinvolgere all'interno del "contesto terapeutico logopedico", presupposto fondamentale per creare quel rapporto "empatico" che è alla base della riuscita di qualsiasi progetto riabilitativo.
La situazione contingente al momento della terapia è spesso quella di bambini appena usciti da scuola, stanchi e frastornati, con il desiderio irrefrenabile di giocare, correre e divertirsi. In queste condizioni diventa improponibile un protocollo di esercizi vocali, magari seduti ben composti "a tavolino" e facendo molta attenzione a "come respirare", a "come fare un attacco vocale", a " come produrre un suono " ecc..
Tale proposta risulterebbe certamente noiosa, con il risultato di rendere odioso tutto ciò che riguarda la voce… compreso il logopedista!
Si ritiene importante inoltre, durante l'iter riabilitativo logopedico, che i bambini non debbano percepire la disfonia come un "vissuto di malattia" o un "senso di inadeguatezza", che li spingerebbe a raggiungere un modello vocale di "perfezione", sempre al di fuori di sé stessi. Questo processo non li aiuterebbe nemmeno a scoprire e ritrovare la "voce perduta", utilizzabile, naturalmente senza sforzi ed in modo efficace, come "atto comunicativo".
L'obiettivo fondamentale dell'approccio educativo–terapeutico sarà quello di motivare e coinvolgere i bambini, offrendo loro un'esperienza il più piacevole e significativa possibile, tale da lasciare, nei riguardi della voce, "un vissuto positivo" che possa essere riutilizzato nelle modalità

comunicative vocali quotidiane.

È essenziale che i bambini accedano volentieri agli incontri e soprattutto che "si divertano nel giocare con la loro voce".

L'obiettivo finale non sarà sempre quello di "guarire dalla disfonia" ma far scoprire e sperimentare al bambino delle alternative allo sforzo vocale, a cui purtroppo si è ormai abituato.

IGIENE VOCALE

Prima di iniziare il trattamento logopedico, vengono forniti alcuni suggerimenti sia ai bambini che ai loro genitori, indispensabili nell'ottica terapeutica che ci si è prefissati.

Viene illustrato, innanzi tutto, in modo ludico l'opuscolo della **"Campagna di Prevenzione delle Disfonie"** ideato dalla logopedista Antonella Cerchiari, in collaborazione con l'Associazione Regionale Logopedisti Lazio (di seguito allegato).

Dopo di ché si passa all'esposizione di semplici concetti di anatomia e fisiologia della laringe presupposto teorico sul quale andremo a costruire un percorso vocale terapeutico. Si ritiene molto importante infatti che sia la famiglia che i bambini comprendano il valore degli esercizi che verranno proposti; l'eserciziario da ripetere anche a casa non avrà una valenza " magica" e non andrà eseguito come " si ingoia una medicina", modalità alla quale siamo più avvezzi , ma avrà un presupposto neuro- fisiologico ben preciso ; per il raggiungimento degli obiettivi sarà quindi di fondamentale importanza la partecipazione attiva di tutti.

Nella fase successiva si fa "fare esperienza" ai bambini sul come e dove si produce il suono, sia su loro stessi che sugli altri. Questo si ottiene facendo toccare lo scudo tiroideo per apprezzarne i vari movimenti conseguenti alle diverse frequenze di emissione dei suoni prodotti. L'importanza che le cavità di risonanza rivestono nell'emissione vocale viene fatta percepire facendo giocare i bambini a modificare la voce a seconda dei vari movimenti della bocca, della lingua, con la chiusura del naso e con i cambiamenti di postura. In definitiva lo scopo è quello di far

conoscere loro il proprio "strumento vocale".
È bene soffermarsi poi sulle più comuni norme di igiene vocale. Questo si attua alla presenza di tutti i bambini che dovranno iniziare il percorso terapeutico e dei rispettivi genitori. In questa fase si invitano questi ultimi ad esporre eventuali dubbi, a porgere domande sulla gestione della voce dei figli e di loro stessi, anche semplici curiosità personali, invitandoli a porre preminentemente l'attenzione sulla quotidianità del comportamento vocale dei bambini. Il fine principale è quello di far prendere coscienza, in primo luogo, dei diversi meccanismi di *malménage* vocale che contribuiscono all'istaurarsi della disfonia.
In questa occasione si consegna loro la scheda riassuntiva contenente semplici consigli quotidiani sul buon uso della voce (di seguito riportata)

Norme di igiene vocale

- Favorire situazioni comunicative verbali e non verbali
- Evitare atteggiamenti repressivi o punitivi riferiti alla disfonia
- Sensibilizzare i bambini sugli "effetti" che la voce produce sugli altri piuttosto che assillarli con la richiesta incessante: *"non urlare che ti fa male!!!"*
- Mettere gli umidificatori sui termosifoni
- Fare fumenti TIEPIDI con camomilla bicarbonato e timo
- Evitare ambienti secchi e polverosi
- Evitare di fumare nell'ambiente dove sono i bambini
- Limitare il volume del televisore e l'uso di elettrodomestici durante la comunicazione verbale
- Evitare l'imitazione di voci e versi sgraziati di personaggi della televisione

Si sottolinea ancora che nei bambini è molto accentuata la componente imitativa che li induce a riprodurre tutti i comportamenti vocali delle persone che li circondano.

Di fondamentale importanza è "evitare di dare troppi consigli", tanto ai genitori che ai bambini: infatti, ogni qualvolta si fa notare un comportamento sbagliato a qualcuno, implicitamente si veicola un giudizio negativo su quella persona, che non lo aiuterà a correggere il problema.

Per questo, come riporta Le Huche «se l'intensità vocale è davvero troppo forte, si sarà portati ad esprimere, tramite una smorfia discreta e una mano sull'orecchio, che è fastidioso; si otterrà con maggiori probabilità una voce più adatta rispetto a quella che avremmo ottenuto se avessimo richiesto direttamente una modificazione con un "NON STRILLARE!".

Infatti la voce si regola più facilmente in base alla percezione che si ha del modo in cui viene recepita dagli altri e non sulla volontà di regolarla autonomamente nei riguardi dell'interlocutore.

Nello stesso modo, quando la voce di qualcuno risulta troppo debole, sarà meglio astenersi dal chiedergli di alzare la voce, esprimendo piuttosto la difficoltà che esiste nel sentirla.

Si hanno dunque più possibilità di aiutare chi è disfonico ponendosi come interlocutore attivo ed esigente, piuttosto che rivestire il ruolo di "consigliere-ammonitore".

In definitiva, non dare troppi consigli su come usare la voce è sicuramente una buona norma da rispettare ai fini della salute vocale.

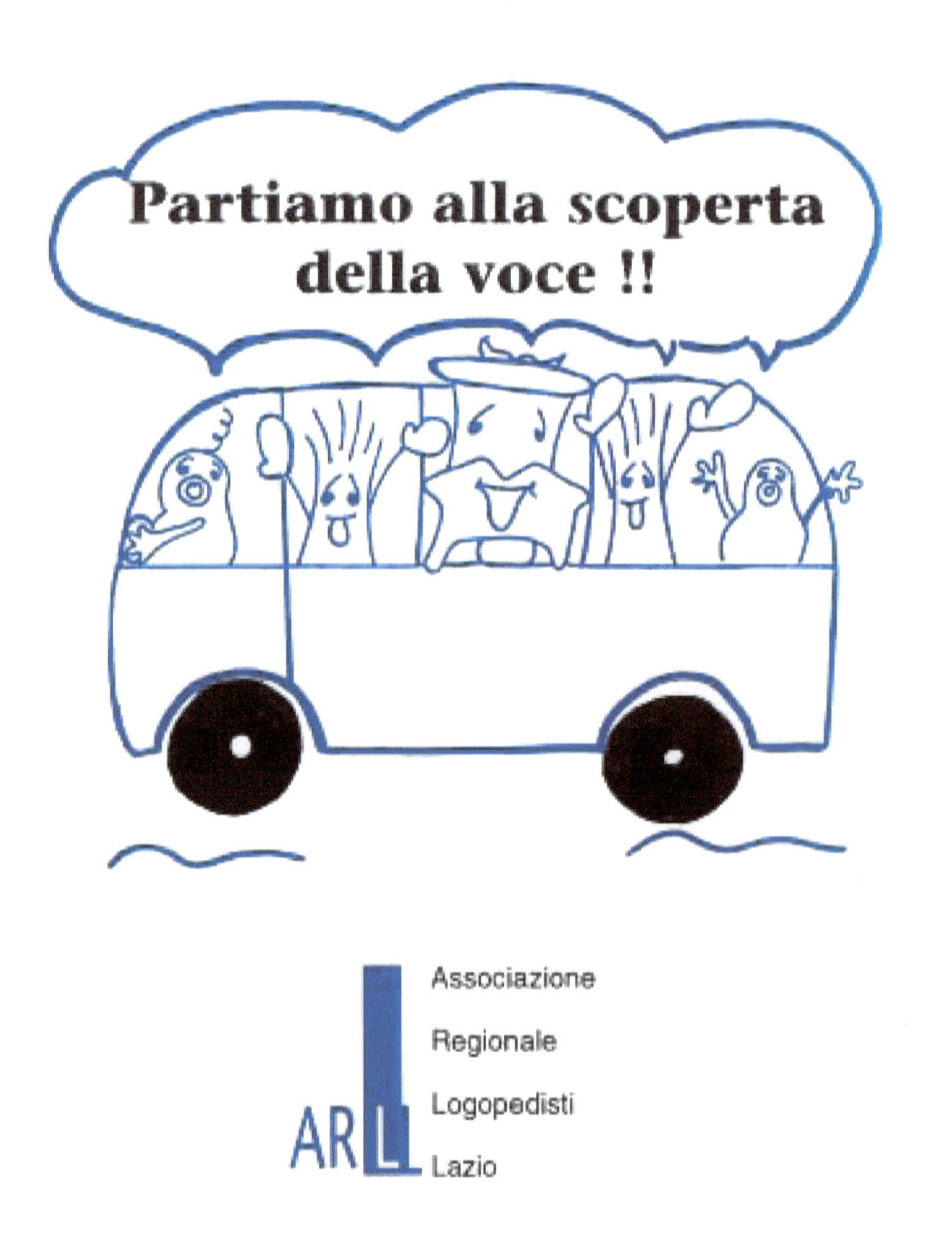

Le disfonie infantili: una proposta terapeutica
Roberta Mazzocchi

Lei ha una forma a scatoletta
nella quale in grande fretta
due cordicelle, Corda e Vocale
si scontrano al centro senza farsi male

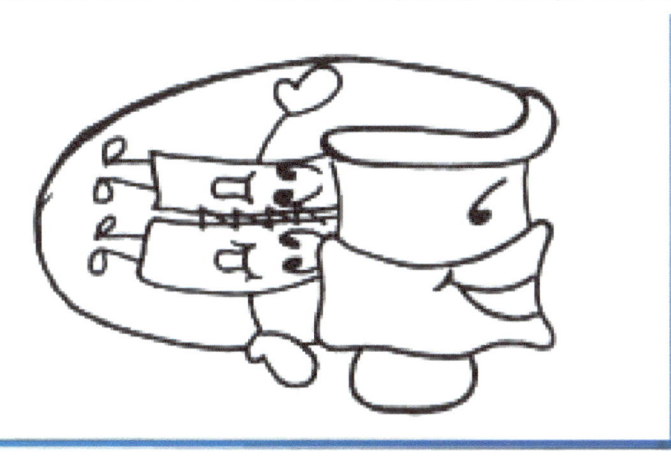

La laringe è una maestra,
non è sola ma ha un'orchestra,
le corde l'aiutano nel lavoro
insieme fanno un capolavoro.

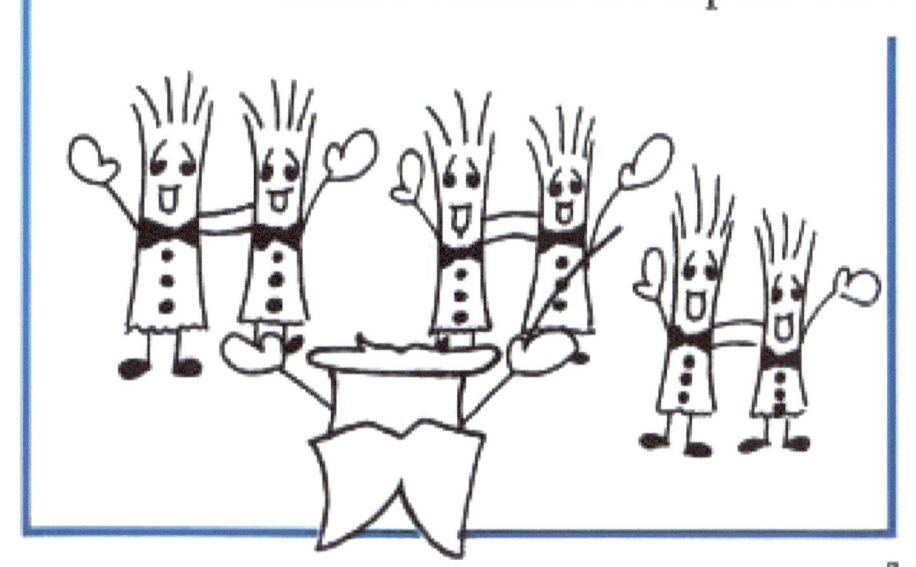

Queste due lavoratrici
non riposano con gli amici.
quando insieme si parla e si canta
la fatica è sempre tanta.

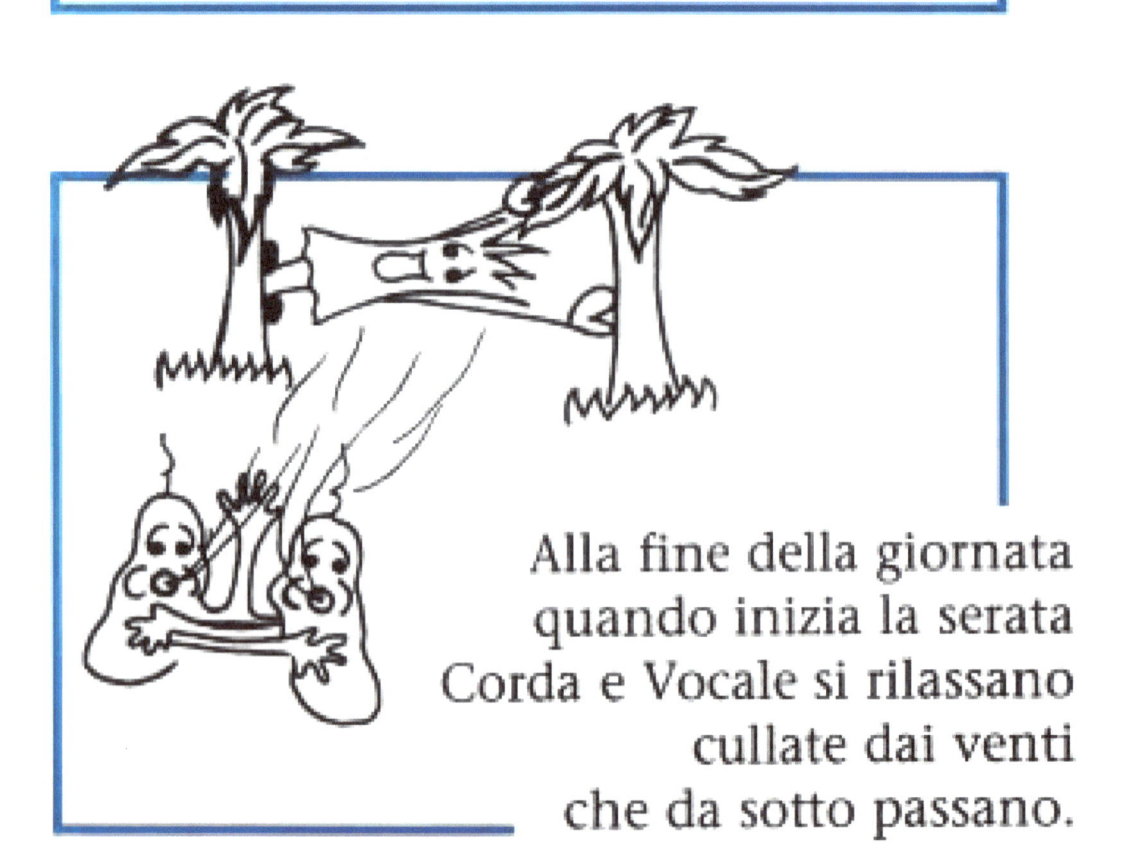

Alla fine della giornata
quando inizia la serata
Corda e Vocale si rilassano
cullate dai venti
che da sotto passano.

> Questa non è una strana invenzione, è la nostra respirazione.

4 Regole per respirare correttamente

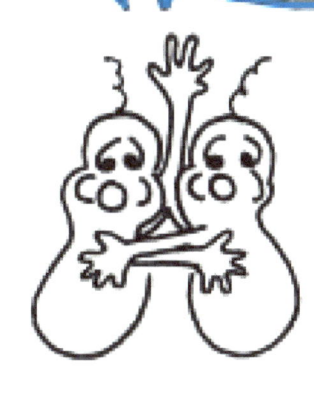

Mettiti subito a provare:
1) Dal naso l'aria fai entrare,
2) non alzare le spalle,
3) gonfia la pancia,
4) butta fuori l'aria e ricomincia.

Se non riesci la pancia a gonfiare
e le spalle si vogliono alzare
prova a metterti sdraiato,
e controlla se hai gonfiato.

Ricorda: è importante respirare sempre, prima di parlare.

Ora andiamo a scoprire come le corde ti posson servire.

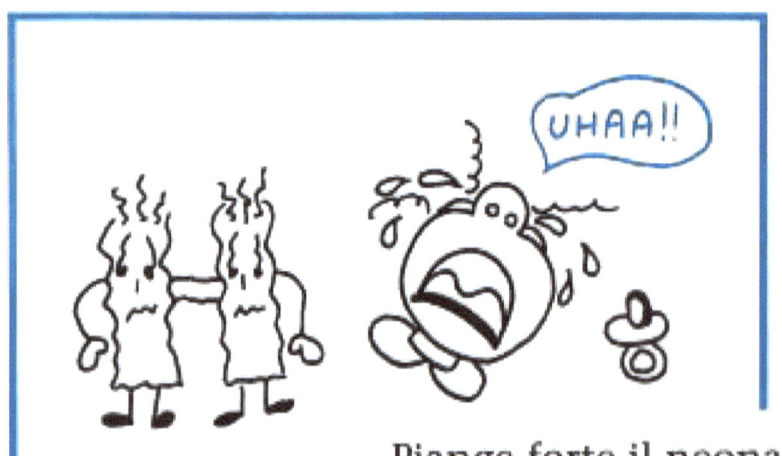

UHAA!!

Piange forte il neonato
perchè il ciuccio via ha buttato
strilla e urla a gran voce
muove le corde assai veloce.

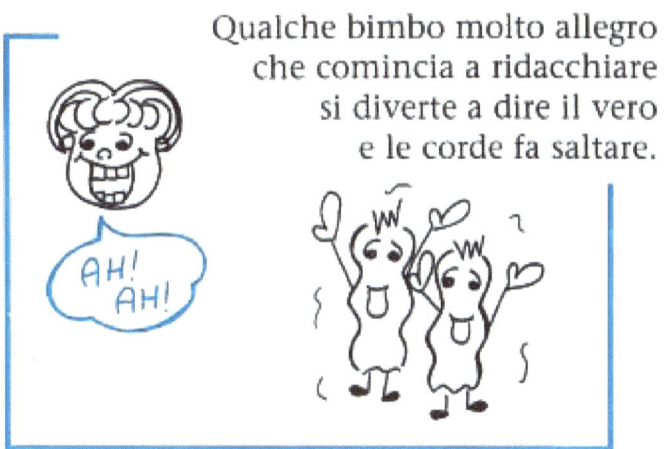

Qualche bimbo molto allegro
che comincia a ridacchiare
si diverte a dire il vero
e le corde fa saltare.

C'è chi è disubbidiente
e gridando esasperato
urla alla mamma fortemente:
"Dammi subito il gelato!".

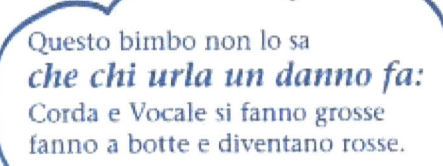

Questo bimbo non lo sa
che chi urla un danno fa:
Corda e Vocale si fanno grosse
fanno a botte e diventano rosse.

E la magica scatoletta
più non funziona poveretta:
tutto quello che dirai
senza voce lo farai.

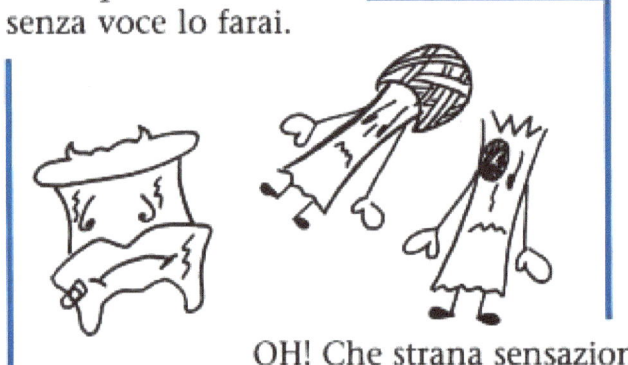

OH! Che strana sensazione
ma che brutta situazione
vorresti ridere e cantare
ma non puoi neanche parlare

Allora Ricorda:

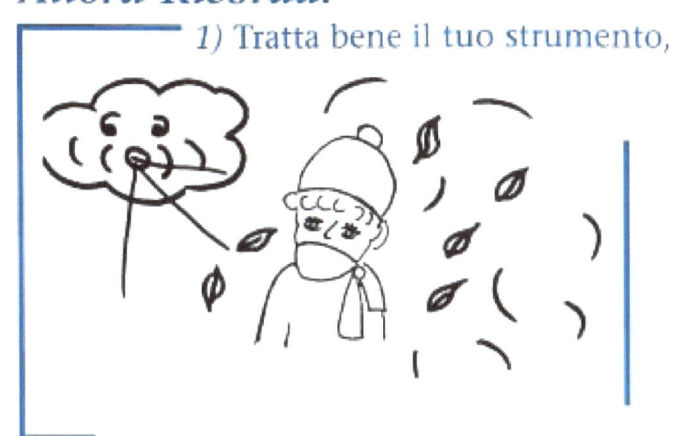

1) Tratta bene il tuo strumento,

2) Coprilo bene quando c'è vento,

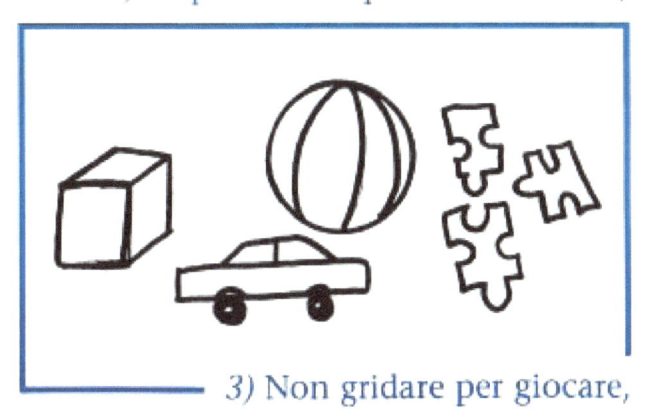

3) Non gridare per giocare,

4) E canta senza urlare,

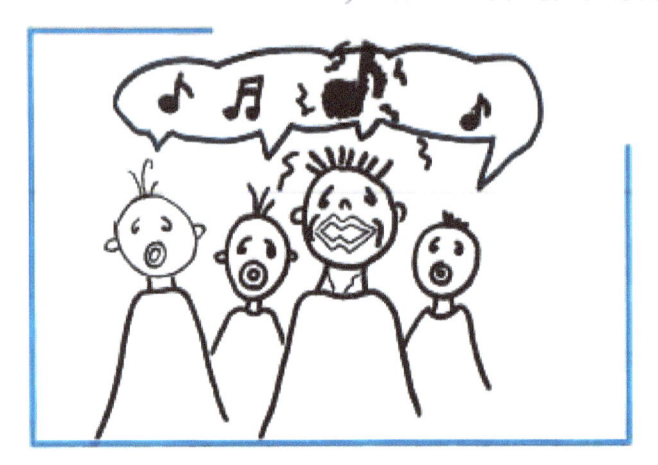

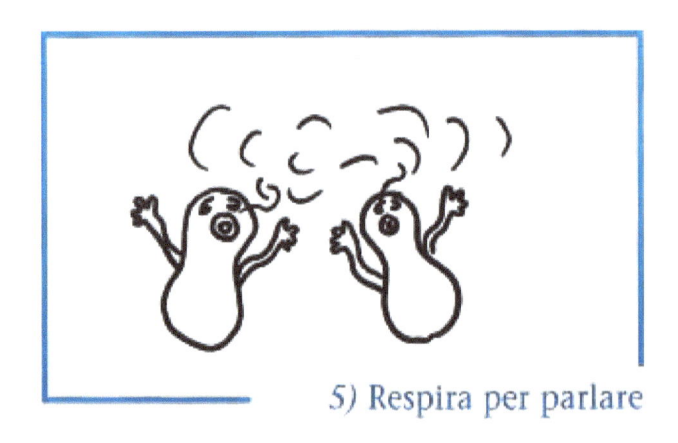

5) Respira per parlare

6) La voce lascia riposare.

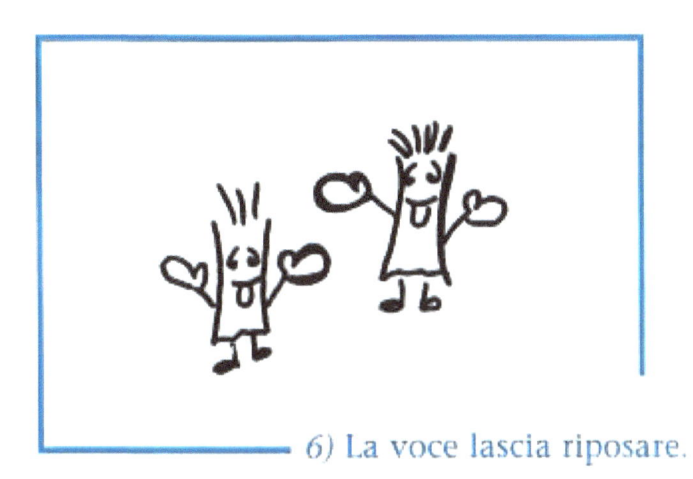

*Quante cose potrai fare
se la voce saprai usare,*

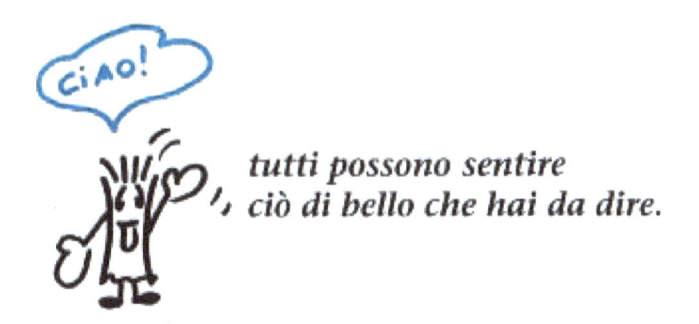

*tutti possono sentire
ciò di bello che hai da dire.*

Vocabolario

Corde Vocali: Cordicelle muscolari poste all'interno della laringe, che muovendosi insieme, spinte dall'aria dei polmoni, vibrano emettendo suoni.

Laringe: Organo posto all'interno del collo addetto all'emissione dei suoni.

Polmone: Organo attraverso il quale l'uomo respira.

Prevenzione: Provvedere prima per evitare un evento prossimo.

Respirazione: La capacità di introdurre aria ossigenata nei polmoni e rimandare fuori anidride carbonica. La respirazione si divide in due momenti: il primo, l'inspirazione e la seconda l'espirazione.

Strumento: Ciò che serve per suonare.

Vibrazione: Oscillazione

Voce: Suono che nasce dalla vibrazione delle corde vocali articolato dalle labbra, la lingua e i denti.

MODALITÀ DI TRATTAMENTO

Il lavoro viene svolto in piccoli gruppi di 3-4 bambini, in un ambiente quanto più gradevole possibile (tappetini morbidi e colorati sul pavimento, immagini alle pareti ecc…) ma non troppo distraente (assenza di giocattoli). Il gruppo servirà a creare un vissuto piacevole e ludico ed a favorire l'autopercezione e l'ascolto della voce dell'altro.

A tutti viene chiesto di munirsi di un quaderno e di matite o pennarelli colorati che serviranno a "fare giochi" ed a "disegnare la voce" durante gli incontri con l'invito successivamente di riprendere quei giochi anche a casa, guardando i disegni.

Il primo momento del lavoro rieducativo è finalizzato a fare un'esperienza di ascolto del proprio corpo, del respiro e delle eventuali tensioni.

Innanzi tutto bisogna creare un clima ambientale favorevole; a tale scopo i giochi che vengono eseguiti possono essere supportati da un rilassante sottofondo musicale. In questa prima fase tutto ciò che viene proposto ai bambini non verrà riprodotto sul blocco personale.

Per realizzare questo proposito vengono utilizzate varie situazioni ludiche di rilassamento di seguito descritte.

Il burattino di legno

A turno i bambini si sdraiano sul pavimento comportandosi come burattini: gli altri possono muoverli a piacimento e il burattino deve "lasciarsi andare". Comincia questo gioco proprio il logopedista, facendo finta di essere lui stesso il burattino di legno, si sdraia sul pavimento ed invita i bambini a giocarci. Quest'atto di "affidamento" facilità sia un processo empatico che la percezione del bambino dello stato di rilassamento o contrazione del corpo dell'altro. Spetterà infatti al logopedista in questa prima fase far cogliere al bimbo (anche se volontariamente indotto in questo caso), le differenze nelle varie parti del corpo. I bambini sono invitati a prendere tra le mani il collo, la testa, le braccia, le gambe del logopedista, per sentire se sono "morbide o rigide"; se sono "rigide", essi dovranno far finta come di "mettere l'olio" per lubrificare le articolazioni arrugginite (praticamente però si cerca di stimolare come l'atto di fare solletico, creando inizialmente maggior contrattura della zona , per poi ricercare subito dopo la sensazione opposta cioè il rilassamento).

Ciò fatto si invitano i bambini a percepire la differenza tra prima e dopo aver "lubrificato" la zona arrugginita.

Questo gioco dovrà essere ripetuto a turno da tutti i piccoli pazienti sia nel ruolo di "burattinaio" che in quello di burattino con lo scopo di far sperimentare loro, da una parte la difficoltà ad "abbandonarsi agli altri" e dall'altra i diversi stati di tensione muscolare del corpo e la possibilità di rilassarli. Tutte le esperienze verranno quindi verbalizzate e condivise nel gruppo come importante momento di conoscenza reciproca e di se stessi.

Le alghe del mare

Si invitano i bambini a sdraiarsi sul pavimento immaginando di essere le alghe del mare ed a muoversi liberamente ascoltando la musica di sottofondo; dopo questo primo momento di estrema libertà espressiva motoria, inizieremo il racconto di una storia chiedendo ai bambini di seguirlo con la loro fantasia e con il movimento corporeo. La traccia della storia potrebbe essere la seguente (si da molto spazio alla fantasia del logopedista seguendo anche le dinamiche e le esigenze del gruppo) :

"C'era una volta un'isola meravigliosa, circondata da un mare limpido e cristallino. I fondali erano pieni di alghe magiche colorate una diversa dall'altra; era una calda giornata di sole e le alghe giacevano addormentate cullate dalla frescura dell'acqua marina. Ad un certo punto si sollevò una brezza fresca che iniziò a portare un po' di nuvolette verso l'isola. Ben presto però la brezza si trasformò in vento, un vento dispettoso che cominciò ad increspare le acque svegliando le alghe dal loro piacevole sonnellino. Qualcuna di loro ebbe bisogno di stiracchiarsi prima di svegliarsi del tutto…Ma il vento dispettoso continuò a soffiare, a soffiare sempre più forte iniziando a formare onde sempre più grandi. Le alghe venivano spostate dalle onde rotolando su se stesse …il mare si agitava sempre di più e le onde divennero cavalloni … le povere alghe iniziarono a sbattere l'una contro

l'altra...le loro lunghe braccia si aggrovigliavano agitate dai cavalloni e dalla tempesta...
Povere alghe...cominciavano ad essere stanche di tutto questo tumulto! Finalmente, quasi ascoltando il loro pensiero, il vento cominciò a quietarsi, la burrasca ed il mare rallentarono il loro turbinio e le onde si fecero sempre più morbide nei loro movimenti...lasciando pace alle povere alghe stanche e strapazzate. Pian piano uscì timidamente un raggio di sole che si fece largo tra le nubi ...Ben presto però quello stesso vento che aveva portato la tempesta portò via le nuvole nere, nel cielo tornò a brillare il sole ed il mare divenne liscio come una tavola e trasparente come un brillante. Le alghe magiche ritrovarono la loro quiete adagiandosi comode sui fondali pieni di pesciolini....e ripresero la loro dormita ! Che bello godersi tanta pace e riposo dopo la tempesta..."

Il fine del gioco e del racconto sarà sempre quello di far percepire loro la differenza tra movimento e rilassamento gustandone ed abbandonandosi alla piacevolezza.

Il signore che legge il giornale
In questa gioco, si forma un cerchio; tutti i bambini e il logopedista sono seduti a gambe incrociate, fingendo di essere un signore che sta leggendo un giornale e di avere in mano un quotidiano aperto; le braccia si troveranno quindi, sollevate in alto e ben tese. Si inizia tutti insieme a leggere il giornale con movimenti lenti del capo sul piano orizzontale; pian piano il logopedista comincia, attraverso un racconto, a dire che il signore si stanca e comincia a sbadigliare; le braccia di conseguenza si indolenziscono e si abbassano, la schiena si rilassa, fino a quando il signore, colto dal sonno, progressivamente si addormenterà accasciandosi sul pavimento. Alla fine tutti sono sdraiati a terra nell'atto di dormire, avendo sperimentato così la fatica e la tensione delle braccia che occorrevano per "leggere il giornale" in quella difficile posizione.

Le statue di ghiaccio

Si finge di essere delle statue di ghiaccio; ognuno sceglie una posizione di partenza, l'importante è restare fermi, immobili e rigidi, come il ghiaccio.

Il logopedista passa vicino ad ogni bambino per valutare, toccandolo, se è veramente "consistente e rigido" come il ghiaccio. In seguito inizierà un racconto, nel quale il sole piano piano fa capolino; il tepore dei suoi raggi comincerà gradualmente a riscaldare le teste fino a farle piegare; progressivamente si scioglieranno le braccia, il busto e le gambe, fino a ché tutta la statua si sarà completamente disciolta.

La tecnica dei tocchi (A.Amitrano)

La tecnica dei tocchi è utilizzabile con bambini dagli 8 anni in poi. Il bambino disteso ad occhi chiusi su un materassino è invitato ad individuare le parti del corpo dove il terapista con il proprio indice esercita una leggera pressione. I tempi dell'esercizio vengono progressivamente allungati fino ad ottenere un accettabile grado di rilassamento. Con alcuni bambini più grandi è possibile proseguire l'esercizio con immagini mentali : " Immaginiamo di avere un foglio grande dove disegnare tutto…(nome del bambino). Stiamo fermi fermi per poter fare un bel disegno.

Ora immaginiamo di prendere un pennarello ed iniziamo a disegnare : prima un piede poi l'altro poi le gambe. Ora disegnamo le mani e le braccia . Disegnamo la testa con gli occhi , il naso la bocca , senza dimenticare i capelli e le orecchie. Quando abbiamo finito disegnamo il collo,il petto e la pancia.

Ora che abbiamo disegnato tutto…(nome del bimbo) mettiamo una mano sulla pancia e sentiamo il movimento. Quando la pancia si gonfia l'aria entra, quando si sgonfia esce. Sentiamo per un po' questo movimento ,poi ci stiracchiamo un po' e quando vuoi ci tiriamo su piano piano."

I tempi totali dell'esercizio , mai superiori ai 7/8 minuti, dipendono dal bambino e dalla sua consuetudine alla pratica del rilassamento.

La sabbia (D. Chauvel e C.Noret)

Il contatto dei granelli si sabbia con la pelle provoca una sensazione epidermica che calma. Il bambino è seduto su una cassetta di sabbia da cui prima con una mano e poi con l'altra prende i granelli che fa cadere dolcemente :
- sull'altra mano
- sul palmo a mano aperta e dita chiuse
- sul palmo a mano aperta e dita aperte
- sul dorso della mano a mano aperta e dita chiuse
- sul dorso della mano a mano aperta e dita aperte
- sulle sue gambe distese e chiuse
- sulle sue gambe distese ed aperte

Le braccia (D. Chauvel e C.Noret)

Il bambino in piedi o seduto ripete la filastrocca :

farfallina vola vola,

farfallina vola vola,

ma se proprio non vuoi volar,

non ci sarà niente da mangiar.

Durante la ripetizione della filastrocca viene invogliato a compire movimenti ampi e e lenti con le braccia che mimano il battito delle ali.

La stessa esperienza può essere ripetuta ad occhi chiusi.

I movimenti ampi e lenti del dondolio delle braccia calmano il bambino.

Il metodo Wintrebert

E' un metodo in tre tappe:
1. Il bambino è steso preferibilmente ad occhi chiusi.
   Si chiede al bambino di lasciare la mano passiva, di non fare nulla.
   Il logopedista mobilizza ogni arto, segmento per segmento, al ritmo di tre movimenti ogni due secondi.
2. Il bambino è pregato di alzare da solo la mano, l'avambraccio o il braccio e di lasciarli ricadere.

3. Il bambino pensa alla distensione e deve ottenerla senza muovere gli arti. Lo stato di rilassamento è indotto tramite indicazioni verbali e tattili.

Successivamente il bambino impara a passare dalle posture al rilasciamento muscolare ed all'ascolto della respirazione.

Massaggi

Il logopedista propone a turno ai bambini, dei semplici massaggi rilassanti sulla schiena, sulle spalle, sul collo; vale a dire sulle zone più strettamente coinvolte nella fonazione. Li invita poi a massaggiarsi tra di loro e descrivere le sensazioni provate, che potranno essere certamente le più disparate: dal piacere di rilassarsi, al disagio o addirittura il fastidio di toccare o di essere toccati.

Superata questa prima fase finalizzata al rilassamento si passa ad un graduale lavoro sulla respirazione per poi proseguire con l'accordo pneumo-fonico e terminare infine con gli esercizi vocali.

Da questo momento in poi, i bambini rappresenteranno le loro esperienze sui blocchi mediante semplici disegni -in maniera del tutto simile ad un grafismo fonetico- proposti dal logopedista o realizzati, secondo le capacità, su imitazione. Ogni seduta viene conclusa invitando i bambini a commentare con l'animazione i propri disegni, con il suggerimento di riguardarli anche a casa, ripetendo i "giochi vocali" fatti insieme.

L'esempio seguente illustra una possibile modalità terapeutica da proporre ai bambini:

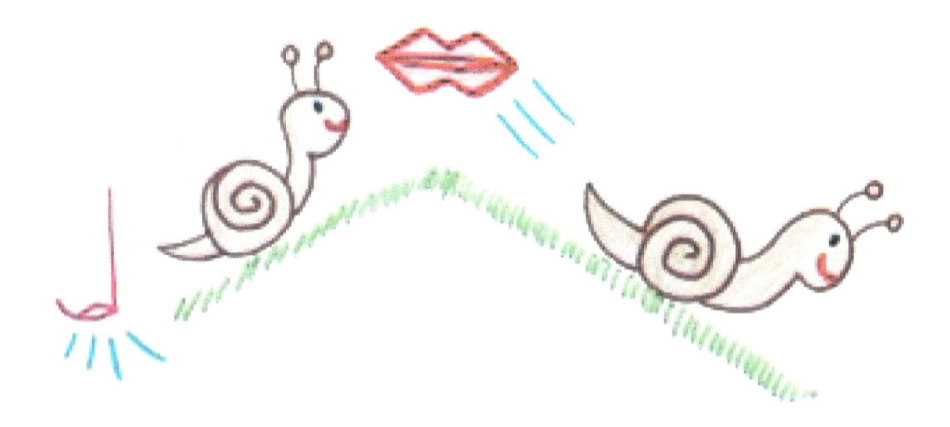

Si fa fare esperienza del respiro costo-diaframmatico, in un primo momento distesi a terra proni, come le lumache, respirando piano e lentamente, ascoltando le sensazioni del respiro, per passare successivamente quando possibile in relazione all'età ed al grado di collaborazione, ad una respirazione più cosciente.

Nell'età infantile permangono tuttavia notevoli difficoltà di natura propriocettiva sia per la scarsa coscienza del sintomo "disfonia" già descritta, sia per quanto riguarda la coscienza della respirazione e la possibilità di utilizzare ed automatizzare nel tempo quanto appreso nelle sedute di terapia logopedica.

Può divenire " utopico " a volte richiedere o "pretendere " a tutti i costi una respirazione costo- diaframmatica consona all'eufonia vocale; nella realtà clinica riabilitativa di un progetto pedagogico ci potremo/dovremo quindi accontentare di raggiungere l'obiettivo dell'utilizzo dell'accordo pneumo-fonico come realistica meta propedeutica ad una voce prodotta senza sforzo.

Come per l'Igiene vocale, più che impartire divieti o limiti su ciò che "si deve fare o non si deve fare perchè fa male alla voce ", sarà realisticamente più costruttivo partire dall'esperienza di una " **Voce comoda e non faticosa** " attraverso l'utilizzo dell'accordo pneumo-fonico :

Tale modello di apprendimento di tipo procedurale tenderà a favorire un nuovo engramma neurologico che passi progressivamente dal " circolo vizioso dello sforzo vocale " alla produzione di una voce eufonica senza fatica.

(Si rimanda al paragrafo di approfondimento il tema della "PEDAGOGIA RESPIRATORIA ")

Per facilitare esperienze ludiche gradevoli per il bambino si ritiene utile avvalersi di un "ESERCIZIARIO", del quale si illustra un possibile modello, confidando nella "fantasia" e nelle "abilità grafico-pittoriche " di ogni singolo logopedista.

ESERCIZIARIO

- **Inspirazione lenta – espirazione lenta**

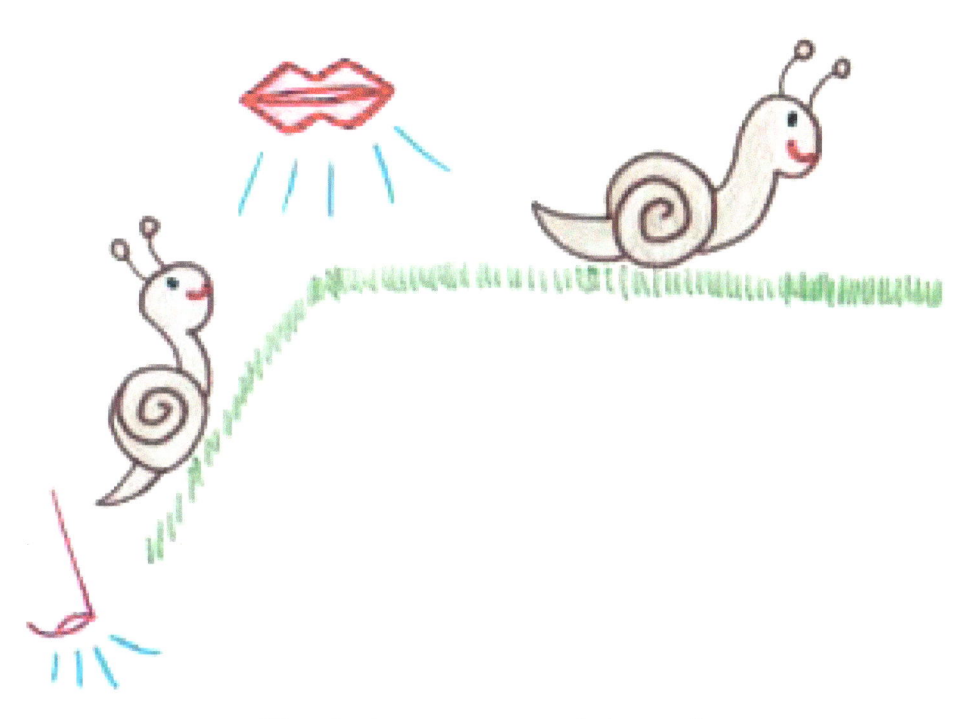

"Respiro lentamente come la lumaca"

- **Inspirazione lenta – espirazione veloce**

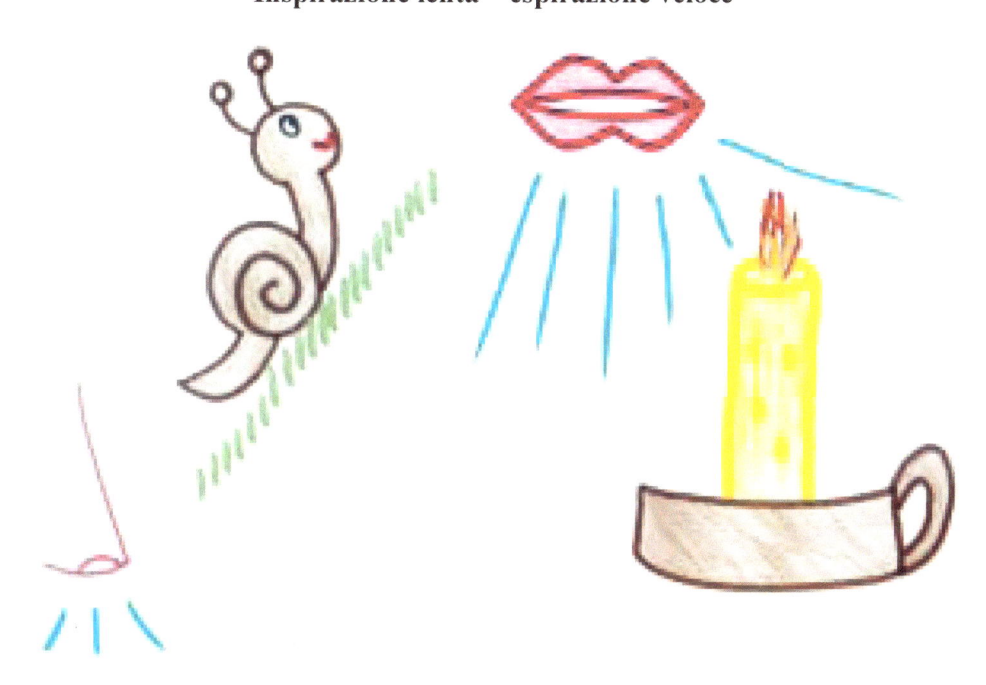

"Come per smorzare una candela"

• **Inspirazione lenta – espirazione interrotta**

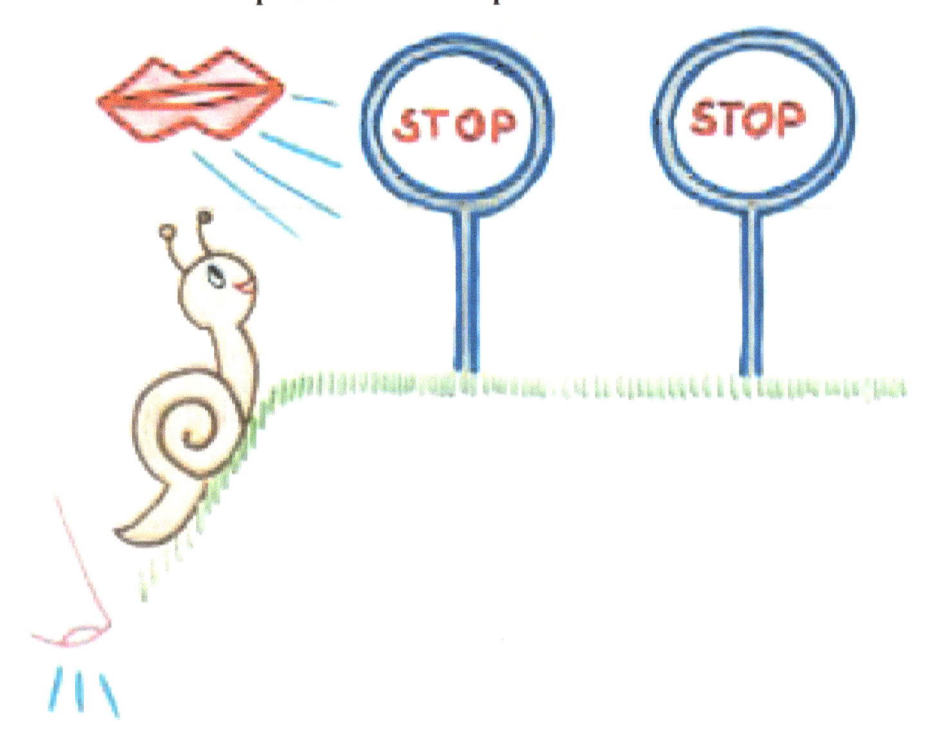

"La lumaca si ferma agli stop"

• **Coordinazione pneumofonica: "il serpente"**

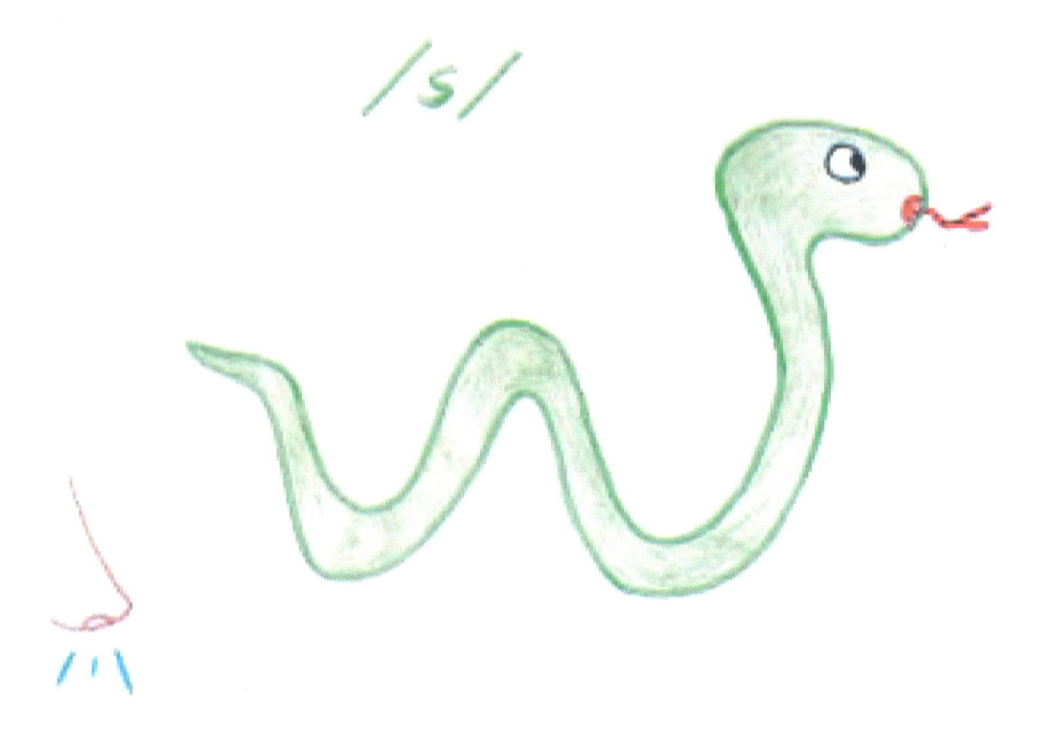

"Sibilando come un serpente"

Le disfonie infantili: una proposta terapeutica
Roberta Mazzocchi

• **Soffio sonoro: "l'ape"**

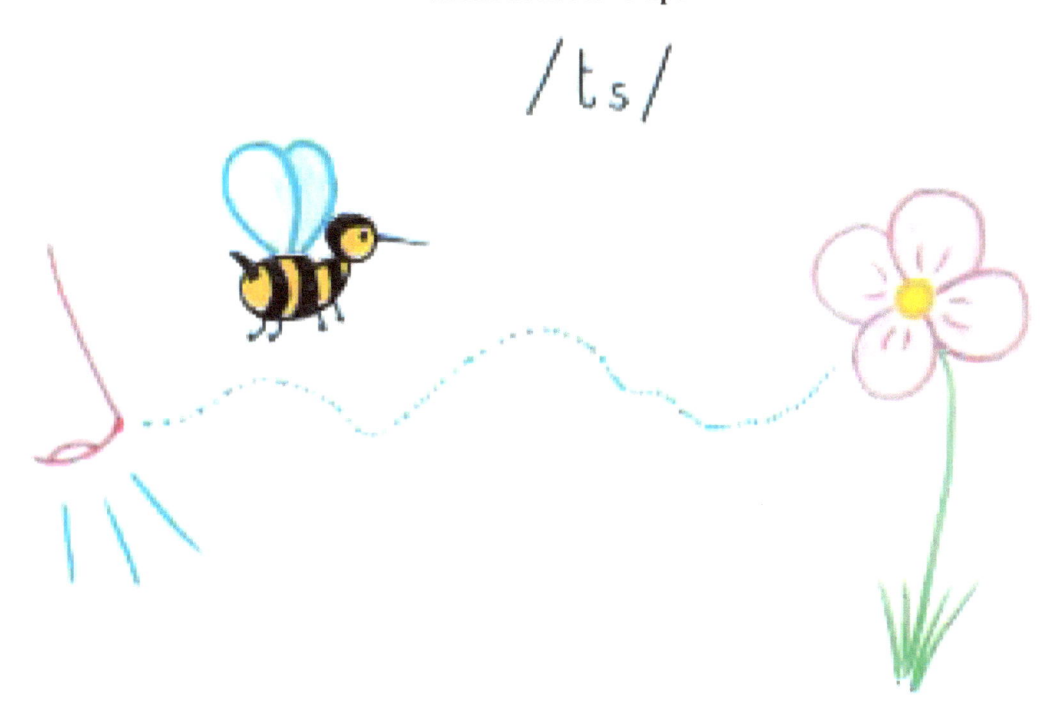

$$/ts/$$

"L'ape vola e poi si posa sul fiore"

• **Attacco morbido "la farfalla"**

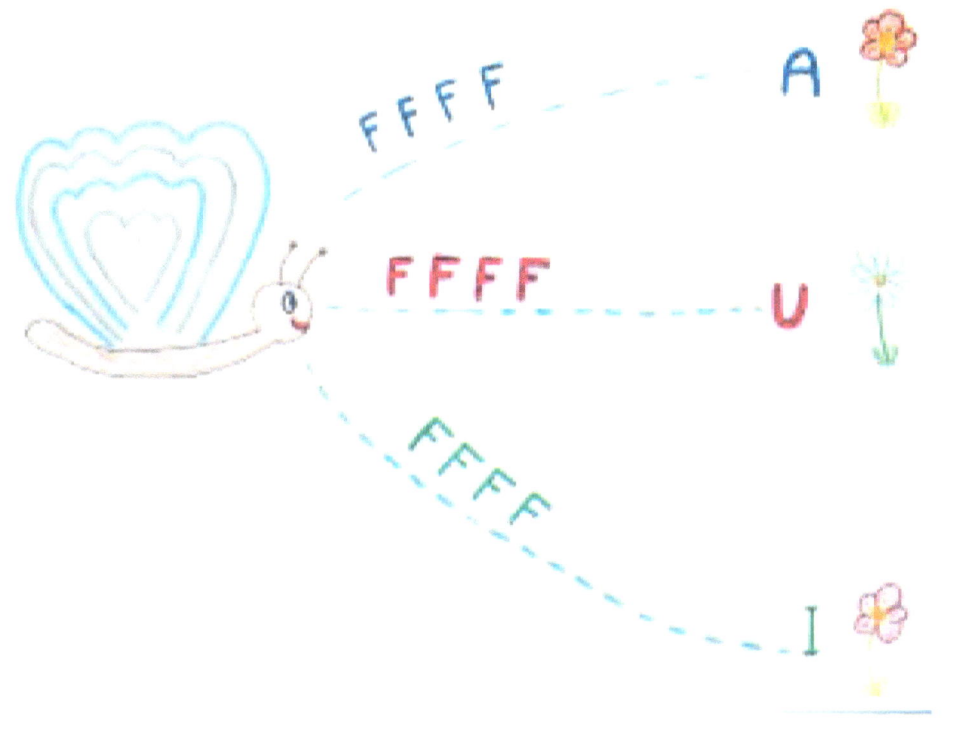

"Voliamo con la voce leggeri come farfalle"

Le disfonie infantili: una proposta terapeutica
Roberta Mazzocchi

- **Sbadiglio sonoro**

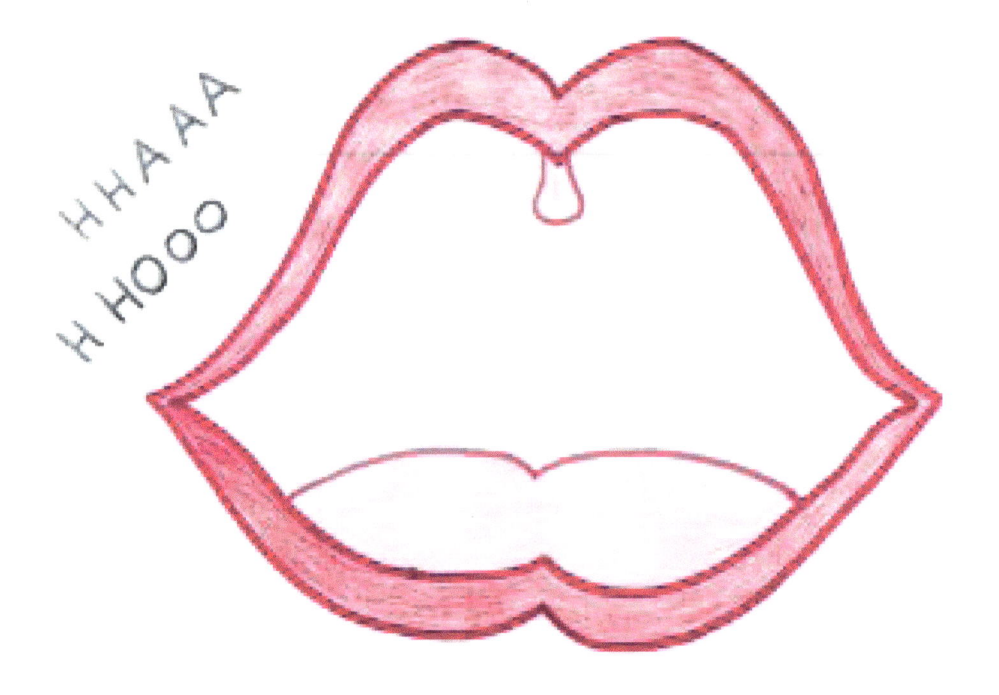

HHAAA
H HOOO

"Chi sbadiglia davvero…vince!"

- **Tecnica della masticazione**

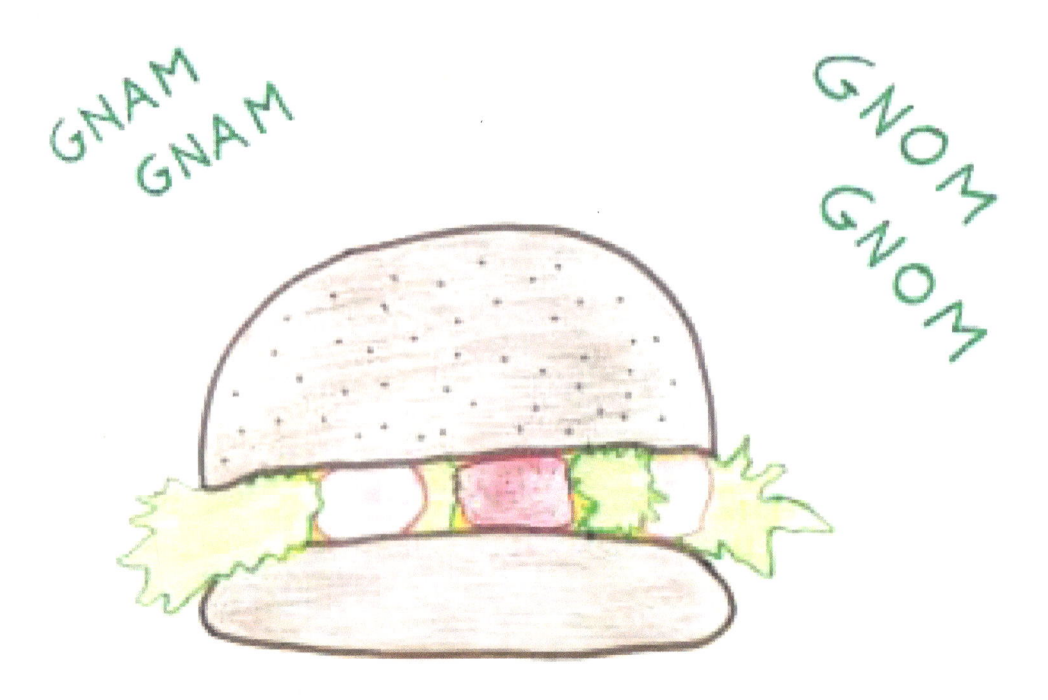

GNAM GNAM

GNOM GNOM

"Disegnamo e poi mangiamo il panino dei nostri sogni"

Le disfonie infantili: una proposta terapeutica
Roberta Mazzocchi

• **Esercizi di stretching**

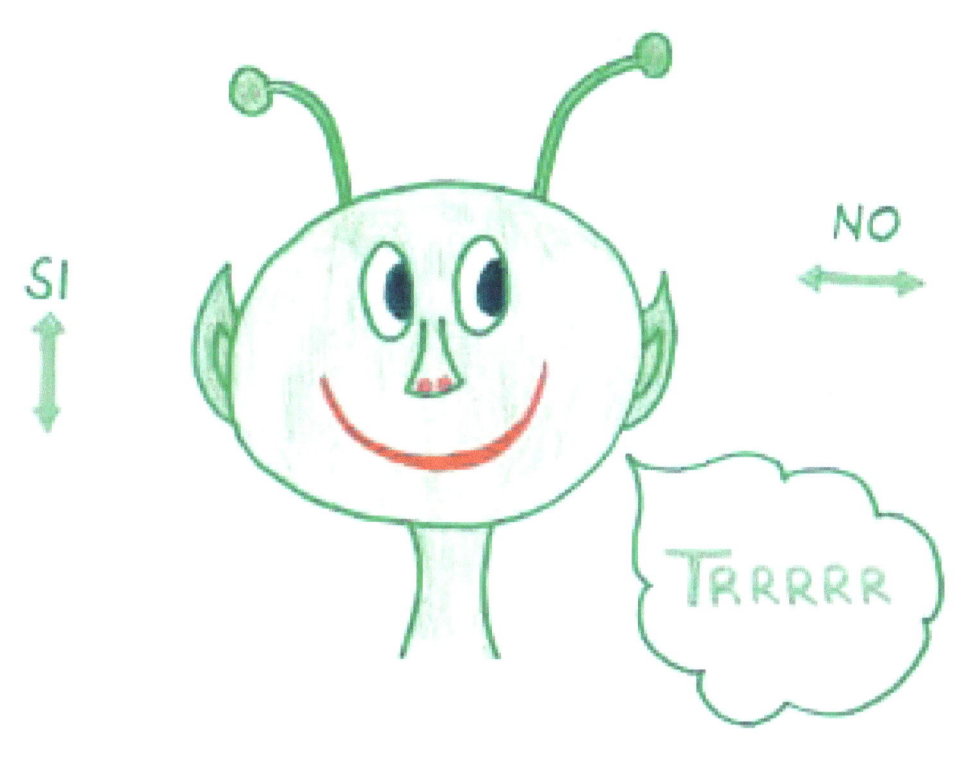

"Il marziano dice SI , il marziano dice NO"

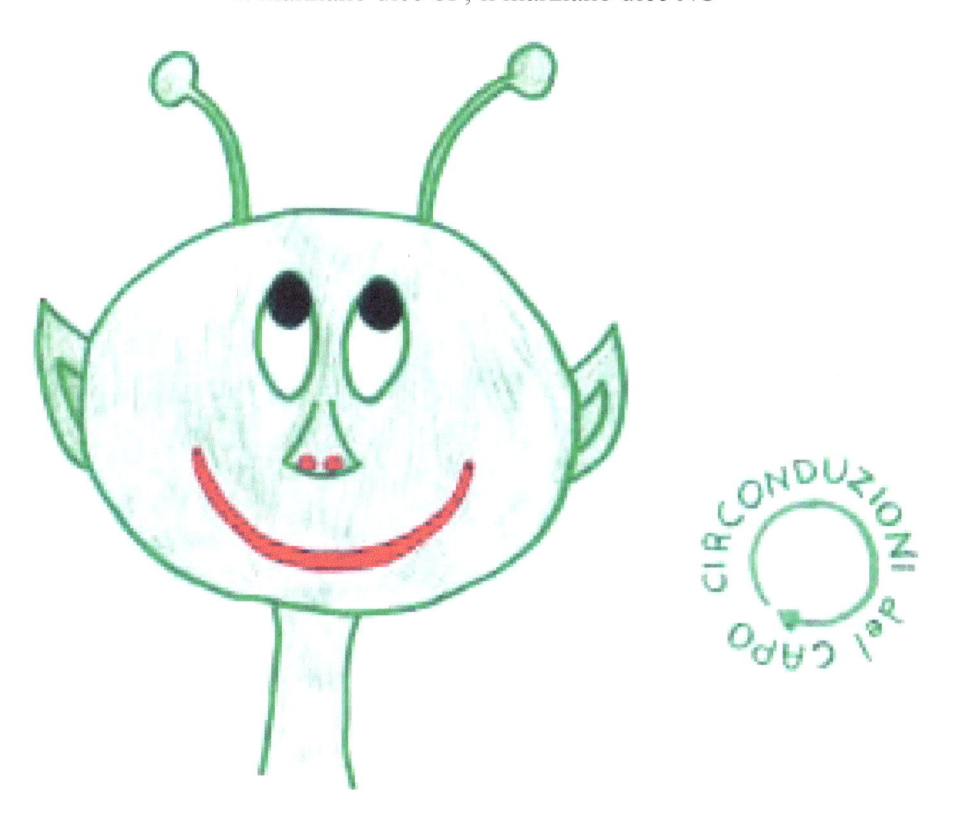

"Il marziano GIRA GIRA"

Le disfonie infantili: una proposta terapeutica
Roberta Mazzocchi

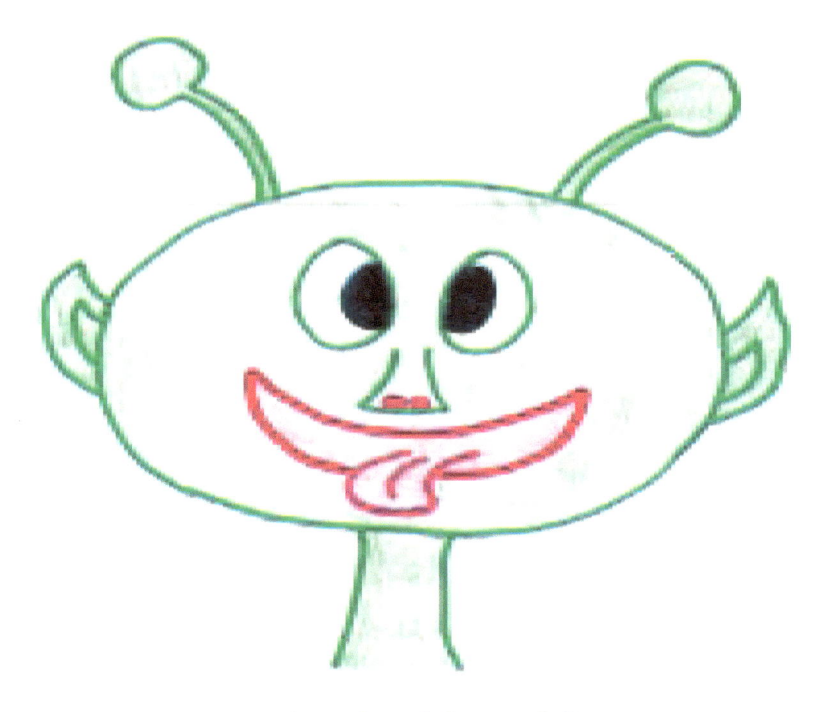

"Il marziano fa le smorfie"

- **Vocalizzi con attacco dolce "la mucca**

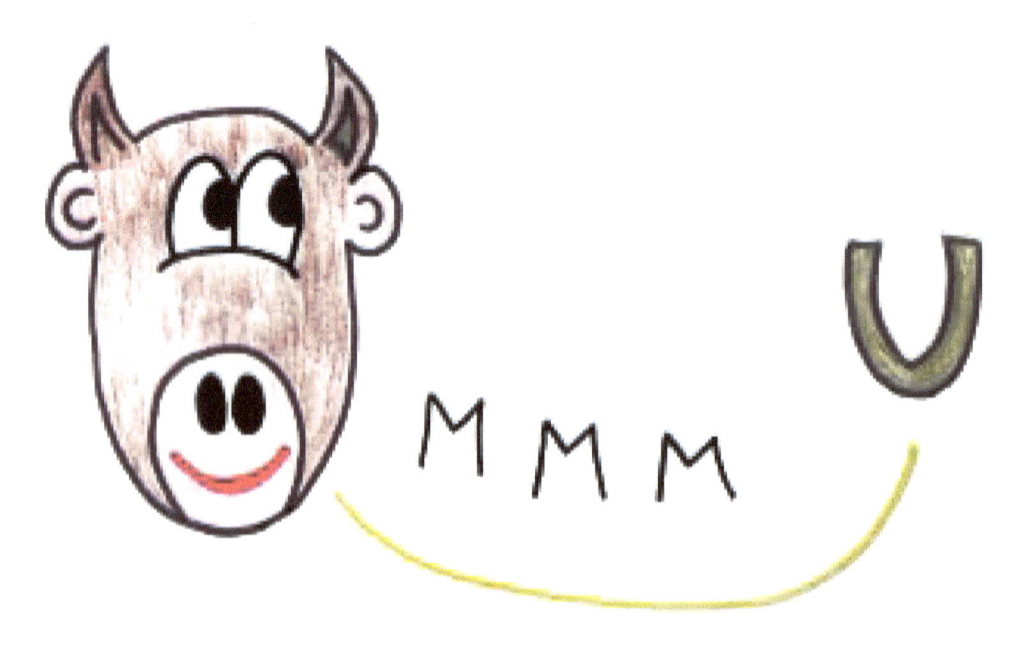

"Muggiamo forte come la mucca…
e il muggito si sente nel naso!"

• **Vocalizzi con attacco dolce " la molla salterina "**

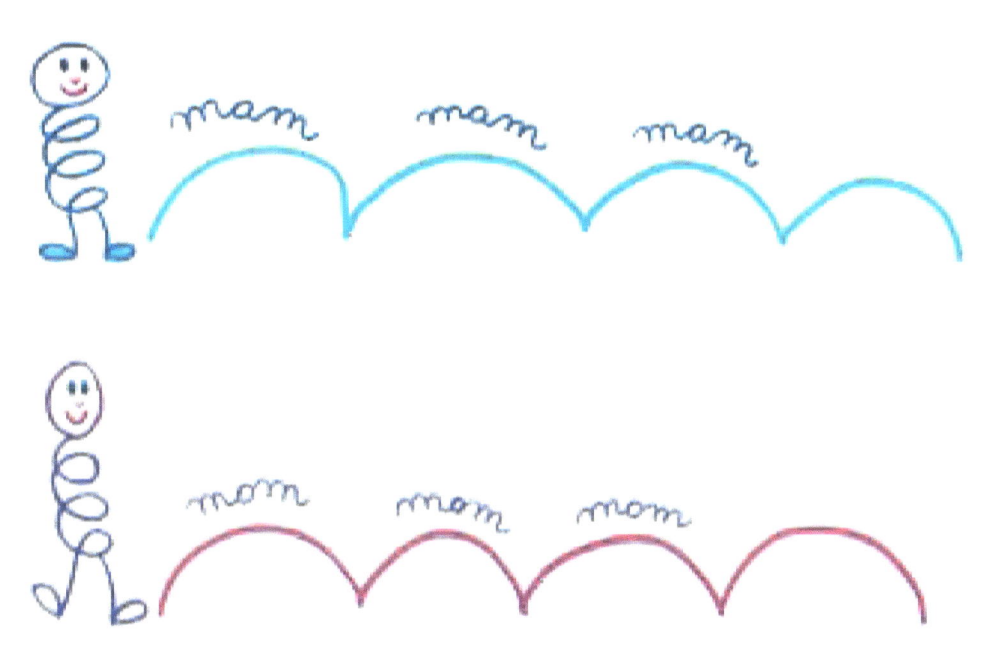

"La molla salterina balla e canta"

• **Esercizi di vibrazione (M.Belhau)**

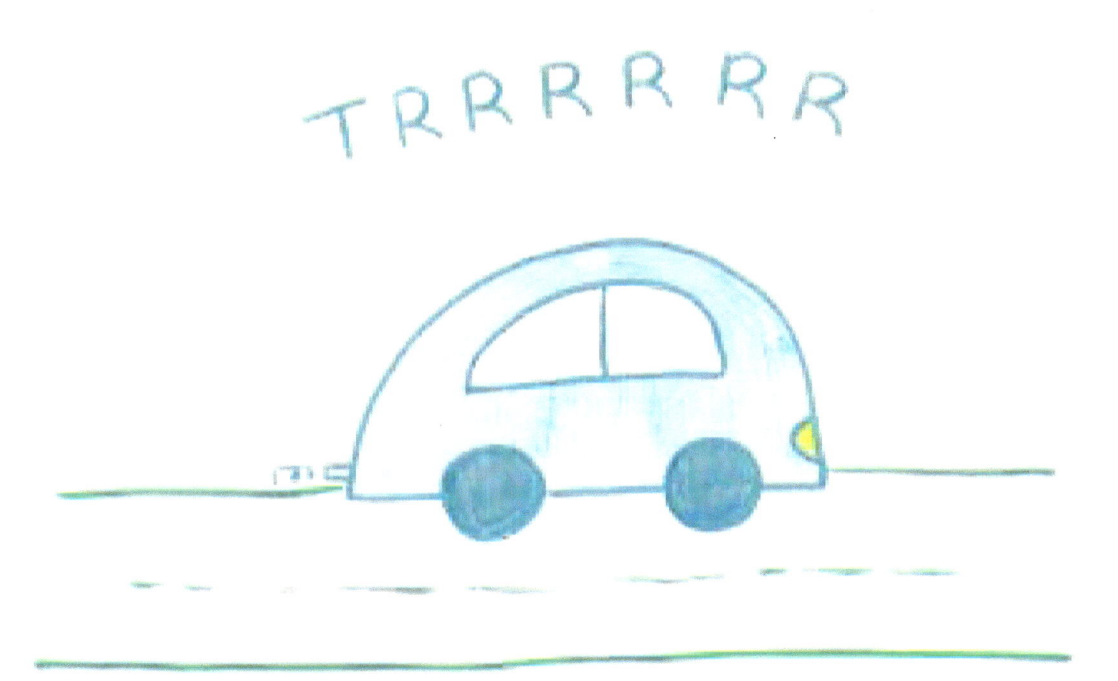

"La macchina corre in pianura"

Le disfonie infantili: una proposta terapeutica
Roberta Mazzocchi

• **Esercizi di vibrazione (M.Belhau)**

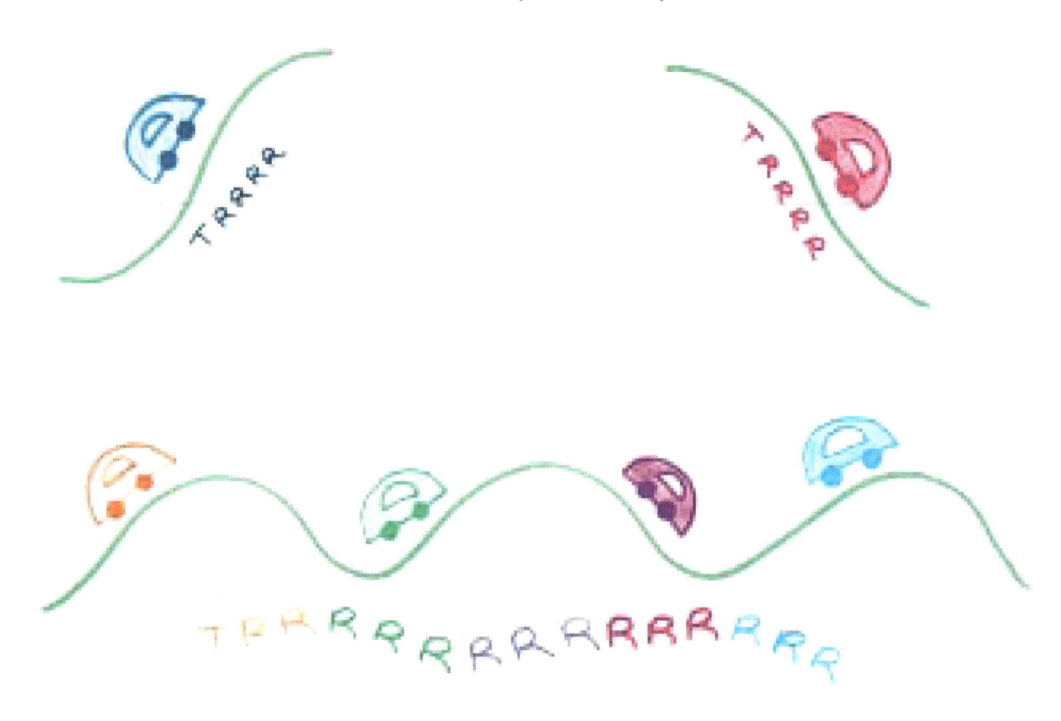

"La macchina corre in salita, in discesa e fa le montagne russe!"

• **Esercizi di vibrazione con variazione di tono**

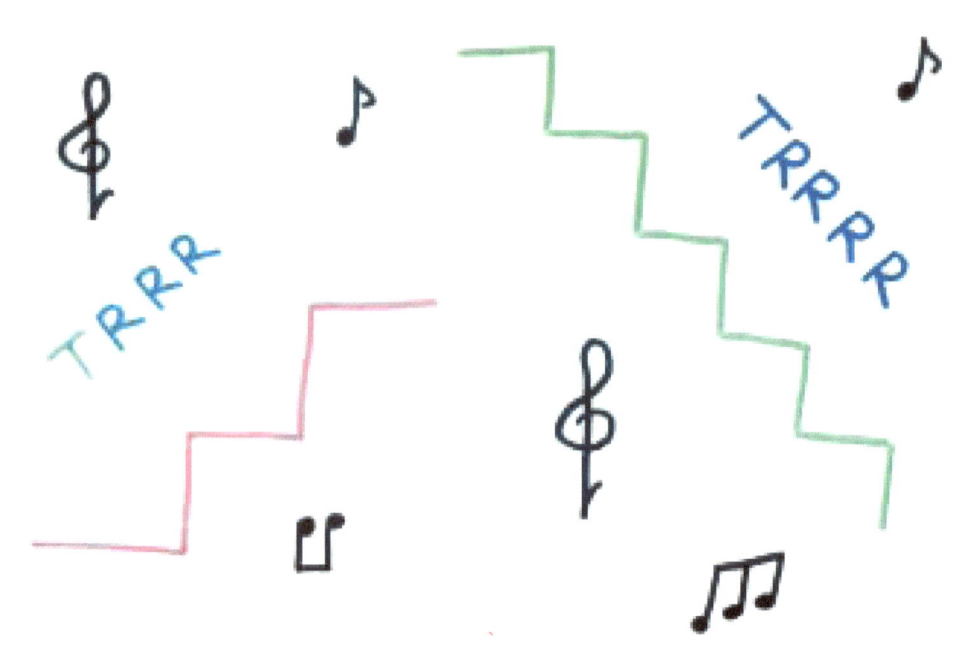

"Saliamo… le scale musicali"

Le disfonie infantili: una proposta terapeutica
Roberta Mazzocchi

• **Esercizi di vibrazione seguendo melodie semplici**

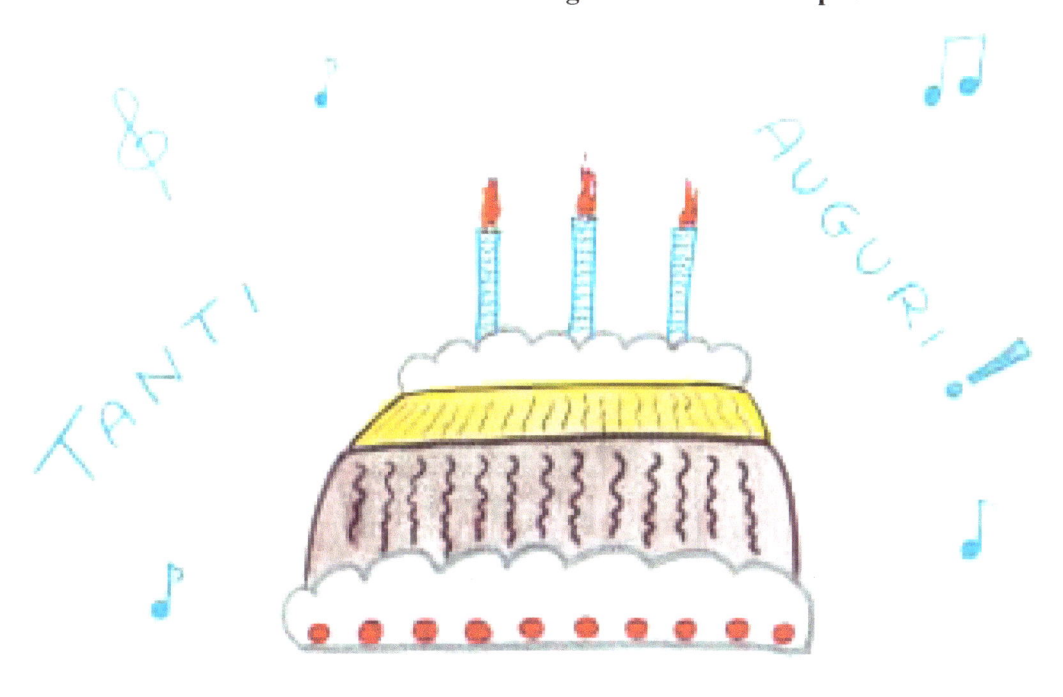

"Disegnamo la torta dei sogni del nostro compleanno
e poi cantiamo TANTI AUGURI"

• **Esercizi di variazione d'intensità**

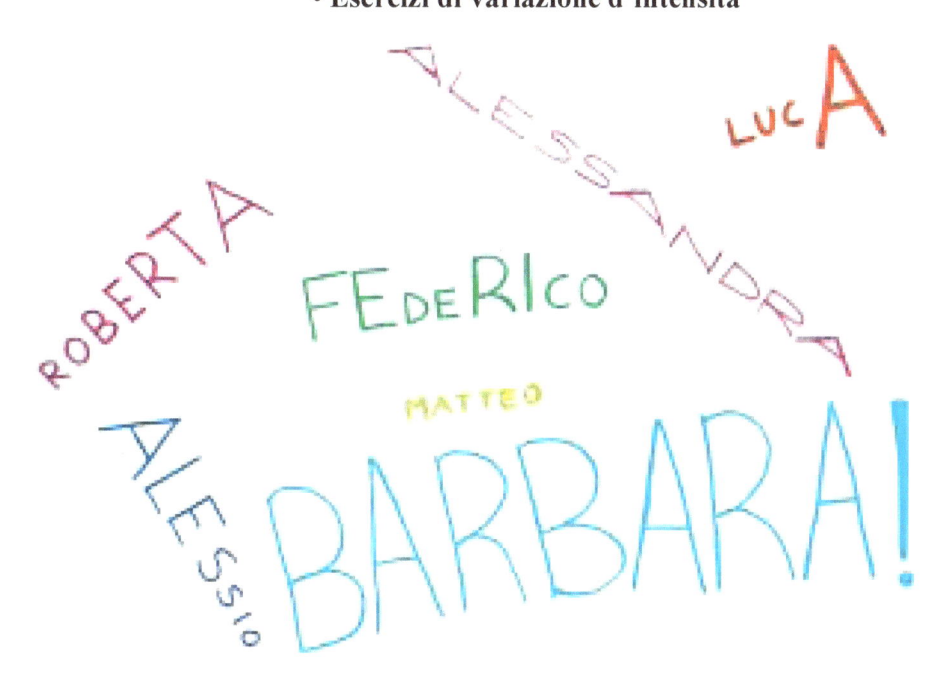

"Giochiamo con la voce e con i nostri nomi"

Le disfonie infantili: una proposta terapeutica
Roberta Mazzocchi

• **Conteggio salmodiato**

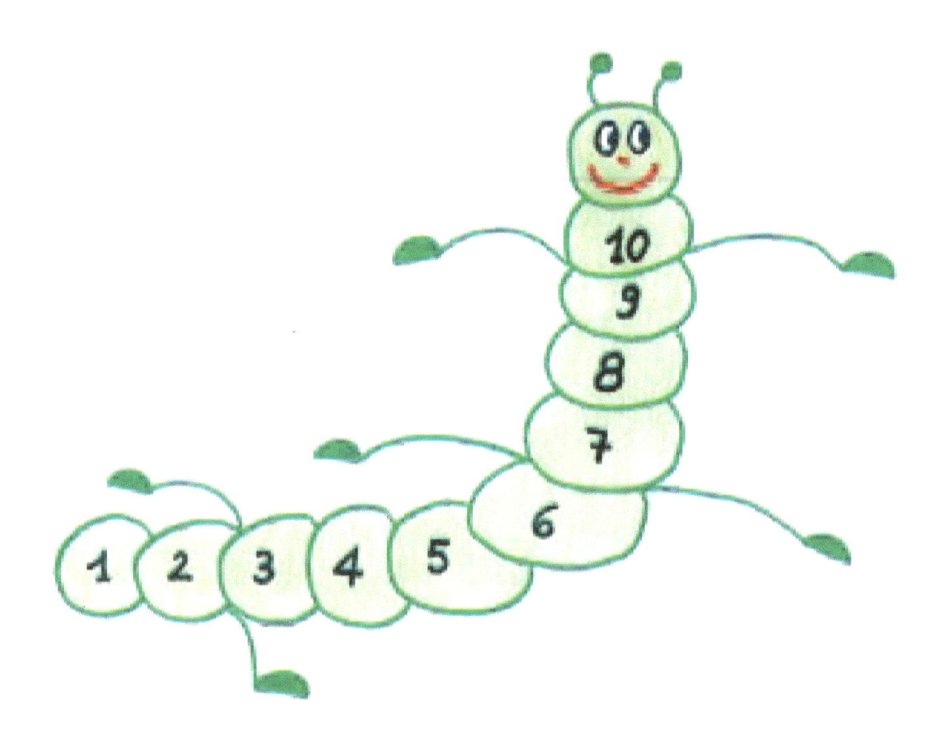

"Cantiamo contando le pance del bruco"

Al fine di educare i bambini alla *discriminazione percettiva* tra una "bella voce" ed una "brutta voce", si utilizza il gioco del "Paperacchio" (F. Fussi, T. Fuschini e Coll.).
Il gioco consiste nell'ascoltare delle voci registrate che ripetono sempre la stessa frase "TOCCATI LA FRONTE CON UN DITO"; i bambini dovranno eseguire l'ordine solo se la voce sarà "bella", al contrario, rimanere fermi: chi sbaglia, perde!
Anche in questo caso viene richiesto di rappresentare con un disegno la voce appena ascoltata, quindi l'immagine di una "voce strozzata", di una "voce nasale", di una "voce gridata", ecc…, dopo averne fatto esperienza personale nell'imitarla.
Nelle fasi finali della terapia, si dà spazio alla drammatizzazione attraverso dei semplici giochi di ruolo, per favorire la presa di coscienza dell'influenza

emotiva sulla produzione vocale e per vedere come in definitiva i bambini utilizzano la voce nell'eloquio spontaneo.

Durante l'ultimo incontro, come "sigillo" del lavoro svolto insieme, si consegna a ciascun bambino un "diploma di merito", sia per riconoscergli l'impegno mostrato nel gruppo che per ricordargli di porre attenzione in futuro alla voce e soprattutto di "volerle bene".

DIPLOMA di MERITO

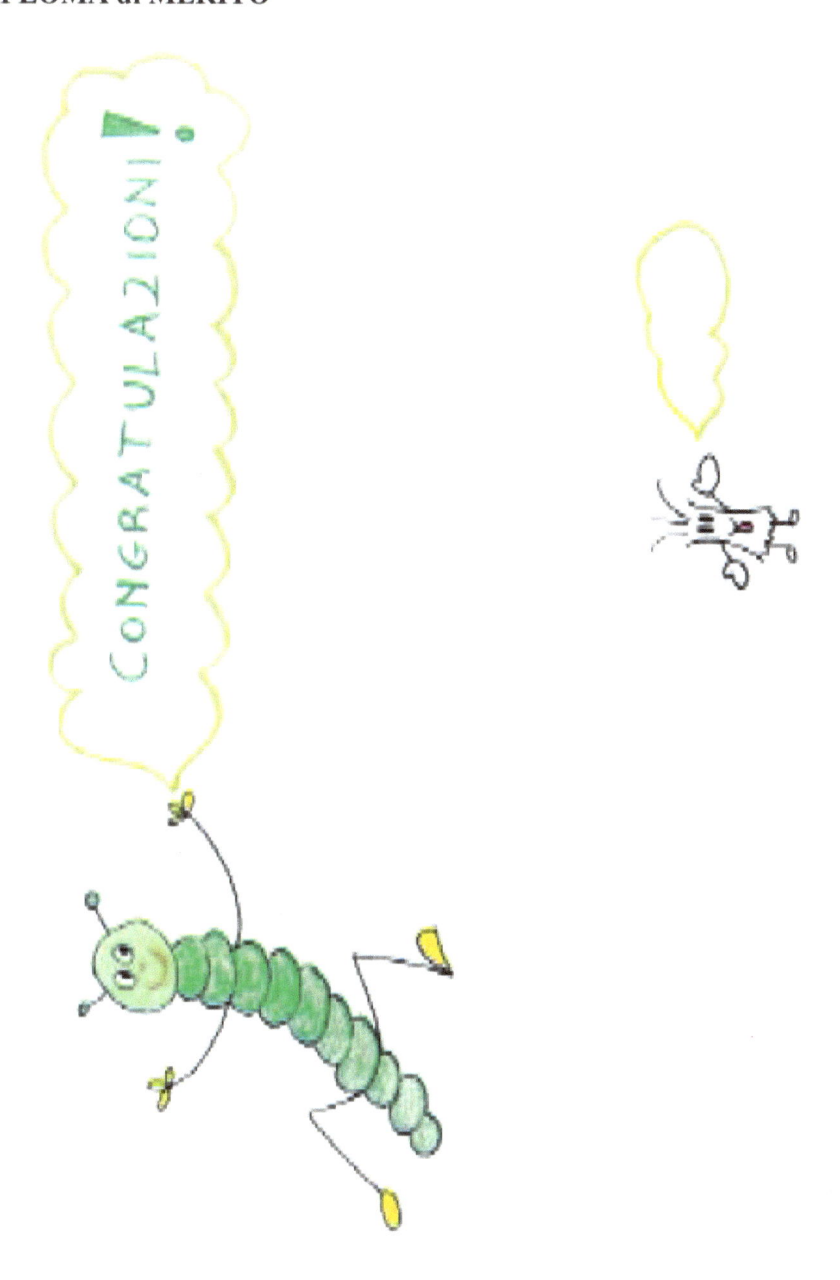

(Il contenuto del diploma potrà variare a seconda del bambino e dell'esperienza vissuta nel gruppo; un esempio potrebbe essere:

" Sono molto contenta di te !

   hai imparato ad usare la voce correttamente e "senza sforzi "

Conosci come conservarla in salute

Ricordati di usarla sempre nel migliore dei modi !

" quante cose potrai fare se la voce saprai usare…tutti possono sentire ciò di bello che hai da dire !"

 La tua Logopedista

APPROFONDIMENTO
La propedeutica alla percezione nell'educazione e riabilitazione vocale del bambino

Come scrive il Prof. Franco Fussi "La disfonia infantile è non a caso definita frequentemente come disfonia cronica infantile a causa non tanto della cronicizzazione della lesione cordale quanto per la cronicità della disfunzionalità. Alla base di questa non sta soltanto l'incapacità del bambino ad attuare un cambiamento funzionale che prevede una serie di training di apprendimento tramite eserciziario logopedico, improponibile così come è stato pensato per l'adulto, né la presunta difficoltà di collaborazione e incapacità di trasferimento del dato funzionale allenato in situazione ambulatoriale rispetto alle situazioni del quotidiano,ma, soprattutto, le carenze nei prerequisiti cognitivi e prattognosici che favoriscono in età evolutiva un corretto estrinsecarsi delle funzioni vocali. A queste carenze possono contribuire situazioni di disagio emotivo in cui la voce assume una valenza indicatrice del malessere infantile: il parlar troppo o troppo forte del bambino aggressivo, che non lascia spazio agli altri ma non concede pause neppure a se stesso; il mancato autocontrollo della propria produzione vocale spesso soggiacente a un deficit attentivo, ecc.
Il naturale apprendimento dello schema corporeo-vocale è allora una esperienza maturativa sia a livello cognitivo che prattognosico, la

quale presuppone una esperienzialità acustica e motoria sulla produzione della voce. Ecco perché è difficile ricondurre una disfonia infantile ai sintomi della sindrome fonastenica, laddove la fatica vocale è raramente avvertita dal bambino, come sensazione soggettiva di fatica che invita all'evitamento delle occasioni di dialogo o di sforzo che dobbiamo compiere per continuare a parlare, e dove l'affaticabilità durante uno sforzo vocale o una lunga chiacchierata non viene riconosciuta nel sintomo disfonico. Per tale motivo il trattamento logopedico che consigliamo ha approcci diversificati a seconda delle età e dei processi cognitivi e prassici maturati. Riteniamo per questo più indicato un intervento logopedico indiretto fino all'età di 7 anni, caratterizzato da colloqui settimanali o quindicinali, con coinvolgimento della famiglia per irrinunciabili attività di counseling comportamentale abbinati ad un lavoro cognitivo di gruppo orientato ad attività di costruzione dello schema corporeo vocale attraverso allenamento percettivo e motorio in forma ludica. Dagli 8 ai 12 anni un intervento logopedico diretto, almeno in forma parziale può iniziare ad essere affiancato alle attività indirette collettive, iniziando con cicli di breve durata, per prendere poi il sopravvento dopo i 12 anni, ma sempre corredato da attività migliorative degli aspetti di condizionamento dagli abusi vocali e implementazione della consapevolezza acustica e prassica.

Tra le strategie di intervento per un counseling di supporto familiare dobbiamo ricordare che la riduzione degli stimoli discriminanti, cioè l'eliminazione delle situazioni scatenanti il comportamento, è una strategia debole, non modifica lo stato delle cose, ma diminuisce solo la probabilità di comparsa del comportamento vocale abusivo. Il modellamento di comportamenti non localmente aggressivi, cioè la presentazione sistematica di modelli comportamentali alternativi ma efficaci, è invece una strategia più forte, purché la messa in atto del comportamento corretto avvenga, quindi con funzione primaria di modello comportamentale del genitore. Eventualmente abbinata ad una riduzione dell'esposizione a modelli di comportamenti genericamente aggressivi (scelta di programmi

televisivi e letture adatti, evitando personaggi di eroi vincenti ma violenti).
In questa appendice vogliamo suggerire alcuni esempi di possibili
attività di gioco orientate alla stimolazione dei parametri della percezione
uditiva secondo Schindler visti al servizio della vocalità, per favorire
la maturazione dello schema corporeo-vocale a fini preventivi e riabilitativi
dei problemi vocali in età infantile.

Il primo parametro, **la coordinazione uditivo-motoria**, facoltà a comparsa
precoce nel periodo senso-motorio dell'evoluzione cognitiva, permette
di reagire ad uno stimolo uditivo con un movimento di risposta,
come ad esempio girare la testa verso la sorgente sonora, avvicinarsi o
allontanarsi dalla sorgente, girare la manopola di una radio per sintonizzarsi
su una stazione. Tale controllo non dipende dalla corteccia cerebrale
ma è sotto il governo della via uditiva centrale -tronco cerebrale
con stimolazione diretta alle vie motorie, per cui ad uno stimolo-messaggio-
segnale vocale, esterno o interno, acustico o propriocettivo, corrisponde
un movimento riflesso di risposta.

La stimolazione di questo parametro è propedeutica al controllo globale
dell'adeguatezza dell'atto fonatorio in un parlante, in vari ambiti,
ad esempio sia per il controllo in situazioni di dialogo che per il controllo
acustico dell'emissione di una frase cantata, in tutti i parametri produttivi
analizzabili (attacco, ritmo, intensità, tonalità, qualità, timbro).

Gioco dell'ascolto

Saranno allora utili giochi di percezione uditiva con ascolti musicali
ma anche di produzione vocale. Il bambino è seduto sul pavimento e si
concordano con lui alcuni movimenti da effettuare durante l'ascolto del
brano musicale, come ad esempio battere le mani al ritmo del tamburo,
portare le mani all'altezza della bocca facendo finta di suonare al
suono del flauto, ecc. oppure divertirsi ad esplorare tutti suoni che siamo
in grado di produrre, o ancora ascoltare la coordinazione dei ritmi respiratori: cercando di evidenziare il respiro e le attività del diaframma in
compiti quali annusare i fiori e spegnere le candeline; gonfiare il palloncino;

spingere una pallina di carta con il soffio; ascoltare la respirazione in attività quali il ridere o tossire con una mano sulla pancia (anche del compagno); soffiare con la cannuccia nell'acqua.

Gioco dell'oggetto nascosto

Un bambino esce dalla stanza e viene nascosto un oggetto; al rientro, il bambino deve trovare l'oggetto e per aiutarlo i compagni dovranno contare piano quando il bambino è lontano dall'oggetto e più forte quando vi si avvicina: il volume della voce guida la ricerca. Questo gioco stimola contemporaneamente la percezione dell'ottavo parametro (dinamiche di intensità).

Gioco dell'acqua e delle pietre

La musica prodotta da un registratore sono le note, il bambino è invitato a considerarsi l'acqua che travolge le note e a muoversi seguendo la musica. Quando la musica si arresta il bambino diventa pietra e resta immobile finchè la musica non riparte e quindi si ritrasforma in acqua. Questa attività stimola contemporaneamente il terzo parametro (discriminazione
silenzio-sonorità).

Gioco del paese

L'adulto delimita con il gesso o il nastro adesivo una zona rettangolare del pavimento definendola come le mura del paese. I bambini vengono invitati a circolare entro lo spazio liberamente cercando di non urtarsi e di non uscire dalle mura, accompagnati da una musica di sottofondo che suggerisce loro l'andatura: il movimento cadenzato ha lo scopo di stimolare la regolarità dell'attività motoria (si possono usare filastrocche, marcette e girotondi).

Gioco del cammina, corri e fermati

L'adulto scandisce colpi regolari di marcia con un tamburello, e il

bambino dovrà muoversi a tempo, poi aumenta il ritmo e il bambino
dovrà marciare più velocemente fino a correre, o diminuisce fino a fermarsi.

Gioco del mosca cieca

Il gioco tradizionale può essere adattato sfruttando le singole voci dei
bambini. Il protagonista bendato al centro del cerchio deve indovinare e
dirigersi verso il bambino che chiama il suo nome (o che produce suoni
vocali a scelta). Il bambino si abitua a farsi guidare dall'orecchio, a localizzare
la fonte sonora, a discriminare i timbri delle voci dei compagni
(quindi stimolando anche il quarto parametro).

Gioco delle braccia

Viene allenata la percezione uditiva con risposta motoria durante
l'ascolto musicale: quando la musica è di elevata intensità, o il volume
viene alzato, il bambino dovrà alzare le braccia sopra la testa, quando
l'intensità è media porterà le braccia a livello dei fianchi, quando l'intensità
è debole lascerà le braccia distese lungo il corpo. Ovviamente quest'attività
stimola, parallelamente, la percezione delle dinamiche di
intensità (ottavo parametro).

Gioco del disegno di montagne

Con la voce o con uno strumento si imita il suono di una sirena mentre
il bambino esprimerà graficamente con un pennarello su una gran
superficie di carta l'altezza del suono che percepisce disegnando il
profilo di una catena montuosa. Ovviamente quest'attività stimola,
parallelamente, la percezione delle dinamiche di frequenza (settimo
parametro).
Il secondo classico parametro della percezione è la **separazione
figura-sfondo**, che rappresenta la capacità di scegliere quel che interessa
in un dato momento scartando le stimolazioni che costituiscono
lo sfondo indifferenziato, sorta di attenzione selettiva ad alcuni parametri
su cui si vogliono concentrare le abilità percettive e propriocettive

per controllare, successivamente, quelle motorie. Dal punto di vista uditivo questo parametro ha a che fare, ad esempio, con l'abilità di seguire quello che dice una persona mentre altre stanno parlando (ad esempio la voce di un interlocutore al ristorante), isolare uno strumento musicale (ad esempio seguire la linea melodica di un clarinetto in un'orchestra) e qualsiasi messaggio acustico nel rumore. E dal punto di vista della produzione vocale risulta propedeutico al controllo delle proprie emissioni (adeguatezza tra segnale vocale inviato e livello di rumore ambientale, accuratezza ed appropriatezza dei livelli dinamici utilizzati, ecc.).
Suggerimenti per la stimolazione ludica di questo secondo parametro potranno essere:

Gioco delle spie

I bambini vengono invitati ad ascoltare ciò che dice un compagno in un ambiente rumoroso, stimolando la concentrazione uditiva, per poi riportare i discorsi uditi.

Gioco dei rumori della vita

Si fa silenzio nella stanza, i bambini sono distesi o seduti, l'atmosfera è calma e rilassata, si ascoltano i vari rumori provocati dalla vita che ci circonda: i bambini sussurrano all'orecchio dell'adulto quello che ascoltano. Possono essere invitati ad attenzione selettiva chiedendo cosa sentono di volta in volta dal cortile, dalla casa vicina, dalla strada, da lontano, ecc. In tal modo i bambini concentrano massimamente l'attenzione uditiva discriminando la figura (messaggio che li interessa) dallo sfondo (rumori, voci o brusìi indifferenziati di sottofondo)

Gioco del cuore

Dopo una corsa sentire con una mano il proprio battito cardiaco e vocalizzarlo.

La **discriminazione silenzio-sonorità** rappresenta il terzo parametro percettivo, ed è costituito dall'abilità ad analizzare l'andamento nel tempo della presenza o assenza di sonorità. Permettendo la costruzione del ritmo sonoro e della percezione di durata risulta propedeutico al controllo vocale della durata fonatoria, del ritmo prosodico e delle capacità di accordo pneumofonico.

Si può allenare con giochi di questo tipo:

Gioco della pioggia

È una attività in cui si mima l'evolversi di un temporale: cade una gocciolina, poi due, tre, poi tante. I bambini possono mimare il temporale nelle maniere più varie: con le dita, con il corpo, con strumenti musicali, con la voce.

Gioco del cacciatore di suoni

Il bambino sta in silenzio, in posizione comoa e rilassata, ad esempio sdraiato o ad occhi chiusi, e dovrà ascoltare il silenziom rilevando qualsiasi suono o rumore che si avverte all'esterno della stanza. Successivamente su un cartellone, ritaglaindo figure da riviste, potranno essere riportate tutte le fonti sonore (auto, aereo, cani, passi nel corridoio, ecc). Di volta in volta il cartellone sarà arricchito di figure dal "cacciatore di suoni"

Gioco del silenzio

I bambini possono essere seduti o sdraiati e vengono invitati a non produrre alcun rumore, ascoltano così il silenzio; chi fa rumore fa penitenza.

Il parametro **costanza timbrica** permette nello sviluppo sensomotorio il passaggio dalla rappresentazione alla simbolizzazione e allo sviluppo dei concetti, dando la possibilità di discriminare e riconoscere una sonorità nella sua individualità spettrale. Attraverso la costanza timbrica siamo perciò in grado di riconoscere se lo strumento musicale che ascoltiamo è una viola o un violino, se la voce che parla è quella di Tizio o di Caio, se la voce di una persona è diversa dal solito, se sta operando cambiamenti nella gestione del suo vocal tract.

Tra le molte possibili attività di gioco proponiamo:

Gioco della scoperta del mondo sonoro

Il bambino viene condotto alla scoperta di suoni e rumori della stanza, della casa, del giardino, del negozio, ecc., e viene invitato a individuare le sorgenti che producono quei suoni o rumori. Essi possono poi essere registrati ad uno ad uno e riascoltati e imitati con la voce successivamente.

Gioco di classificazione dei rumori e dei suoni

Su dettatura dei bambini vengono disegnate le fonti di suoni o rumori e raggruppate distinguendo quelle che producono suono da quelle che producono rumore.

Gioco del reporter

I bambini riproducono graficamente varie fonti che producono rumori, suoni o voci in tabelloni distinti per ogni categoria. Possono poi essere pensate sottocategorie classificate per differenze timbriche.

Gioco del materiale di rumore

Consiste nel riconoscere i rumori prodotti da materie diverse: con un cucchiaino o un bastoncino si batte su una bottiglia, una pietra, un pezzo di metallo, un vetro, un legno, ecc. Il bambino, ad occhi bendati, dirà il nome dell'oggetto sul quale è stato battuto.

Gioco del rubabandiera

Le classiche regole del rubabandiera vengono adattate chiamando i concorrenti di ogni squadra con un differente "suono" emesso con la voce o con strumenti, serviranno perciò tanti suoni diversi quanti sono i concorrenti, nel caso di strumenti, il suonatore non dovrà farsi vedere quando suona poiché i concorrenti dovranno basarsi solo sull'ascolto. Se le abilità sono più evolute ad ogni coppia di bambini può essere abbinata una nota musicale cantata: ad esempio, quando viene cantato il do i due "bambini-do" correranno per contendersi la bandiera.

Gioco delle voci e degli strumenti nascosti

A spalle voltate il bambino sarà invitato a riconoscere le voci di alcuni strumenti (tamburo, triangolo, piatti, maracas, ecc.) o di voci di compagni che diranno la stessa parola, prodotti in successione, con un breve intervallo fra una scansione e l'altra. Dapprima saranno solo due strumenti o voci, poi tre e più.

Gioco di Fata Giocolina

Fata Giocolina ci invia un messaggio tramite una audiocassetta sulla quale sono registrate delle voci: bambino, ragazzo, donna, uomo, vecchio, ecc. Il bambino deve ascoltare e riconoscere a chi appartiene la voce. Si può completare il gioco facendo abbinare le illustrazioni alle rispettive voci. Il gioco di fata Giocolina può essere utilizzato anche per allenare il quinto parametro, usando voci disfoniche ed eufoniche.

Il quinto parametro, la **discriminazione suono-rumore**, consiste nella abilità a differenziare tra sonorità regolari e irregolari, quindi in campo fonetico tra vocali e consonanti, e in campo vocale tra voci "pulite" o eufoniche da voci rauche o disfoniche. Esso permette inoltre l'analisi percettiva del tratto distintivo sordo-sonoro e del Voice Onset Time, quindi delle alterazioni della messa in voce agli attacchi vocali nell'ambito dello speech.

La **discriminazione tra sonorità impulsive e continue** rappresenta il successivo parametro. Se foneticamente è indispensabile per la differenziazione tra fonemi plosivi e fricativi, per quanto riguarda lo schema vocale ha grande importanza per discriminare tra attacchi bruschi e morbidi.

Per l'allenamento di questo parametro si possono organizzare le seguenti attività.

Gioco dei contrari

È un esercizio per individuare suoni lunghi e brevi. Quando l'adulto produce un suono lungo, il bambino deve rispondere con uno breve e viceversa. Oppure se l'adulto produce un suono lungo il bambino fa due passi, se il suono è breve il bambino fa un passo corto.

Gioco della marcia

La musica è una marcia, quando l'adulto arresta bruscamente la musica ci si ferma nel punto in cui ci si trova: si possono alternare momenti di sonorità continue a momenti di sonorità impulsive creando ritmi diversi (anche con la voce).

Gioco del la-la-la e del ta-ta-ta

Ripetere una melodia nota con le sillabe "la-la-la" a rappresentare la sonorità continua e il legato e "ta-ta-ta" per le sonorità impulsive e lo staccato, accompagnando con relativi movimenti del corpo o delle braccia.

Il settimo parametro consiste nella capacità di **percezione delle dinamiche melodiche,** in altre parole di riconoscimento dei tratti soprasegmentari nel linguaggio riferiti alle variazioni tonali e di giudizio sull'andamento dell'altezza tonale nel tempo (riconoscimento della melodia, controllo dell'intonazione). Nella sua implicazione tonale tale parametro permette di orientare sull'ambito frequenziale del suono percepito ed è dunque propedeutico al riconoscimento di adeguatezza della frequenza fondamentale prodotta.

Gioco del trigramma

Si disegnano su foglio tre linee orizzontali, sulla linea più bassa, che corrisponderà ai suoni gravi, si disegna un disco giallo, sulla linea di mezzo un disco blu, sulla linea superiore un disco rosso. Ogni bambino ha in mano tre dischetti con i tre colori e mostrerà il disco adeguato all'altezza del suono che di volta in volta sarà prodotto da un pianoforte o da una voce.

Gioco dei bicchieri

Si offrono al bambino due bicchieri, uno vuoto e uno con acqua; gli viene chiesto di percuoterli leggermente con un cucchiaio e rilevarne le differenze. Si aggiunge poi acqua nel bicchiere vuoto, in modo che i suoni siano uguali. Con altri bicchieri si può costruire il "bottigliofono" per far comprendere meglio l'altezza del suono.

Gioco del rialzo

È un gioco per verificare la comprensione dei termini acuto-grave. L'adulto dà un comando: in alto, in basso e i bambini dovranno assumere la posizione opportuna col corpo. All'ordine verbale si può sostituire l'ordine musicale (con strumenti o voce): per scale ascendenti i bambini dovranno mettersi in piedi, per scale discendenti si accovacceranno a terra (oppure braccia in estensione e braccia in flessione)

Gioco della "i" e della "o"

Vengono utilizzate le vocali "i" ed"o" unite a movimenti prestabiliti del corpo verso l'alto per l'acuto (i) e verso la terra per il grave (o). Si crea una piccola danza ritmata

Gioco dei palloncini

L'adulto gonfia un palloncino poi lo lascia andare: il palloncino mentre si sgonfia si muove nell'aria accelerando il movimento, l'aria che esce sibilando produce un rumore dal grave all'acuto. I bambini osservano il fenomeno e dicono cosa hanno visto e sentito: l'adulto li invita a diventare a loro volta palloncini, con la voce imitano il suono. Si fa provare anche a loro l'esperienza col palloncino.

Gioco del pianoforte

Si avvicina il bambino al pianoforte, per terra: dovrà individuare i suoni gravi (collegabili a un paese immaginario posto al centro della terra) e i suoni acuti (collegabili a un paese in alta montagna). All'inizio si useranno i tasti estremi della tastiera, a mano a mano ci si avvicinerà al centro. Il **bambino** sarà invitato durante il gioco a drammatizzare le sensazioni che i suoni di altezza diversa trasmettono, anche con la voce.

La **percezione delle dinamiche di intensità** rappresenta invece l'ottavo parametro. Analogamente al precedente consiste nella capacità di riconoscere tratti soprasegmentari questa volta riferiti ai livelli di intensità. Esso permette anche di giudicare l'andamento temporale del parametro intensità, essenziale per la discriminazione prosodica e degli accenti, oltre che i livelli di volume del prodotto vocale a valutazione dell'adeguatezza dell'intensità performata.

Gioco del batti batti
Si sperimentano col corpo le diverse intensità producibili (battere i pugni, le mani, i piedi; battere con la mano sul petto, strisciare le mani aperte tra loro, battere un piede sul pavimento, schioccare le dita), si discrimina in quali modi si possono ottenere sonorità deboli con vari strumenti (con un battente di pezza, con un battente di legno, con un battente di metallo)

Gioco dei colori deboli e forti
Con colori diversi si fa riprodurre graficamente l'intensità di un suono, associando un colore chiaro a un suono piano, un colore più forte per un suono medio, un colore molto scuro per un suono forte.
Si può chiedere se si sentirà più forte il canto di un bimbo o quello di molti bambino. Oppure quale oggetto cadendo fa un suono più forte: gli oggetti più sonori vengono racchiusi in un cerchio di colore scuro, quelli più silenziosi entro un cerchio chiaro.

Gioco dei cilindri rumorosi
Si preparano dodici cilindri di quattro centimetri di diametro e alti dieci centimetri, abbinati a due a due, introducendo quantità di materiale

(riso, sassolini, sabbia, pasta corta, ecc.) uguale in ogni coppia, in modo che scuotendo il cilindro produca lo stesso rumore, e diverse per le sei coppie. Il bambino deve individuare le coppie di analoga intensità.
Il nono e ultimo parametro è la capacità di **discriminazione tra suoni continui e suoni interrotti**, o abilità nel riconoscere la continuità o l'interruzione del voicing, periodica o aperiodica: se perciò è utile foneticamente nella distinzione delle vibranti, lo è ancor più per la percezione vocale nell'individuazione dei break vocali.

ESERCIZI di RISCALDAMENTO VOCALE

(prima del lavoro vocale 10/15 minuti)

- VIBRAZIONI (TRR) associando movimenti di rilassamento dei muscoli del collo e delle spalle
- VIBRAZIONI stesso tono   (TRRRRAOA – TROUO – TRREIE)
- VIBRAZIONI variando tono (scale di terza /quinta/ ottava)
     VIBRAZIONI glissando
- Masticazioni nasali eseguite con bocca preferibilmente chiusa (sentire una sensazione di vibrazione / solletico sulle labbra)
- Emissione di nasali associate allo schiocco linguale ed alla respirazione morbida (senza mai interrompere lo schiocco)

(Si ricorda che la tecnica di vibrazione di M.Behlau :
- migliora la fonazione equilibrando la CPFA
- aumenta l'elasticità della mucosa cordale
- riduce lo sforzo fonatorio e la costrizione
- favorisce una risonanza più diffusa)

Glissati:
- stimolazione del crico-tiroideo)

RAFFREDDAMENTO VOCALE

(dopo il lavoro vocale stesso tempo)

- Sbadigli sonori su toni bassi enfatizzando l'abbassamento laringeo
- MMMMMM da toni acuti a toni gravi
- Movimenti di rilassamento dei muscoli del collo e delle spalle
- Vocal fry

- Massaggi sulla muscolatura perilaringea effettuati lateralmente e soprattutto verso il basso

ESERCIZI VOCALI "sintomatici
ANSIA e secchezza delle mucose:
•Massaggio del plesso solare
•Aumento d'idratazione attraverso gel nasali/orali
•Respirare attraverso una garza umida
Sensazione di muco in gola associati a raffreddamento
•Suoni vibranti es : TRRR   (stesso tono e con variazioni)
•Suoni vibranti con busto flesso avanti
ASSOCIARE SEMPRE FUMENTI TIEPIDI con CAMOMILLA BICARBONATO e TIMO (lontano dalla prestazione)
Voce "pesante" e difficoltà negli acuti
•Vocalizzi con muti o vibrati capo/busto flesso avanti
•Cambi di tono sempre più veloci
•Cambi di volume sempre più veloci (con TRR /M/Z)
•**Sensazione "di nodo alla gola"**
•Esercizi di stretching della muscolatura del collo/spalle
•Massaggi sulla laringe verso il basso
•Stimolazione max del TA : fry
•Stimolazione max CT : iperacuti con costrizione labiale
•Passaggio dall'uno all'altro repentino per stimolare l'elasticità cordale ed extralaringea

APPROFONDIMENTO sull'utilizzo del Fry

Riguardo l'utilizzo del vocal fry sia durante il raffreddamento vocale che nella terapia logopedica delle disfonie e delle disodie, il maestro di canto Roberto Panzanelli in collaborazione con la sottoscritta ha effettuato uno studio attraverso la registrazione ed analisi di circa 60 Cantanti Pop e 40 pazienti disfonici, dimostrandone l'importanza e l'efficacia .

Nell'ambito logopedico, partendo dagli studi di M. Belhau, viene inserito nel protocollo terapeutico all'interno dei suoni definiti "Agevolatori".

Questi suoni hanno come obiettivo quello di favorire un migliore equilibrio funzionale della produzione vocale.

Viene utilizzato solo quando è prodotto senza sforzi vocali e quando durante la prova terapeutica migliora la qualità della voce. Risulta utile nei casi di :

- noduli vocali
- disfonia per tensione muscolare
- fessura triangolare medio-post
- muta incompleta /falsetto di conversione
- fonazione scomoda e/o faticosa
- Monitoraggio dell'equilibrio laringeo

Gli obiettivi dell'uso del vocal fry sono:

- Stimolare una grande contrazione del TA
- Rilassare il CT
- Mobilizzare e rilassare la mucosa
- Favorire una migliore chiusura glottica
- Promuovere la fonazione confortevole
- Aumentare la risonanza orale

E' molto importante nella pratica clinica lavorando con il paziente, aiutarlo anche a percepire le sensazioni positive associate ad una " buona emissione del Fry " come la percezione di bollicine morbide che "fanno solletico" in gola (segno di corretta esecuzione) o un suono (conseguente al Fry) naturale e spontaneo, da quelle negative come fastidio/pizzicore alla gola, segno di eccessiva chiusura e pressione glottica .Qualora si manifesti difficoltà di propriocezione del suono , potrà invece essere segno di eccessiva contrazione muscolare che porterà spesso alla produzione di un suono artificioso, con eccessivo controllo volontario e razionalizzazione estrema.

Nel caso in cui il paziente non riesca ad emettere il fry si possono utilizzare delle facilitazioni quali :

- Sbadiglio/Singhiozzo
- Fonazione inspiratoria

- Glissati discendenti
- Piccoli colpi di tosse/Capo rivolto indietro
- Capo in avanti e mandibola rilassata/manipolazione dello scudo tiroideo

In definitiva potremo dire in relazione a tali studi che la capacità di emettere la voce in vocal fry è indicatore di:

•Buona salute vocale

•Buon controllo propriocettivo degli organi fonatori

•Buona capacità di gestire tensioni muscolari ed emotive

•Potenziamento e miglioramento delle formanti e del timbro vocale

CONCLUSIONI riguardanti le DISFONIE INFANTILI

Dovendo fare un bilancio oggettivo sull'efficacia di un progetto riabilitativo logopedico nelle disfonie infantili, riferendosi ad un'analisi della letteratura più recente, ci si accorge che i dati ottenuti non sono certo confortanti; la "guarigione" viene raggiunta in poco più di un terzo dei casi e le recidive sono frequenti.

Si tenga sempre presente che all'epoca della muta vocale la disfonia migliora o guarisce quasi sempre spontaneamente per la modificazione dei difetti del margine cordale in virtù del suo fisiologico allungamento.

Spesso i piccoli pazienti sospendono il trattamento perché "troppo noioso ed impegnativo" o perché si sono stancati, sia loro in prima persona che i genitori nell'accompagnarli, in quanto gli incontri logopedici sono vissuti come un ulteriore impegno pomeridiano. Tutto ciò senza aver ottenuto grandi miglioramenti vocali.

Spesso il logopedista si chiede quanto "valga la pena" impegnarsi in un compito così arduo, senza la gratificazione di vedersi riconosciuta l'efficacia o il merito del proprio lavoro.

Alcune linee di pensiero sono arrivate addirittura alla conclusione che sia meglio non trattare i bambini ma semplicemente agire ed interagire con le famiglie per migliorarne le dinamiche comunicative–relazionali; di conseguenza migliorerà anche la disfonia dei figli.

Sicuramente un approccio multidisciplinare (logopedista, famiglia, scuola, specialista, ecc.) risulta fondamentale allorché si interviene nelle patologie dell'infanzia, data la complessità delle problematiche che si possono instaurare.

È importante che il logopedista non accetti il ruolo "della volpe che, non arrivando all'uva dice che non la vuole perché è acerba", ma debba invece accettare l'ardua sfida nei confronti di una patologia storicamente e statisticamente in aumento, la disfonia infantile, mettendosi in discussione e ragionando sul "come e perché" affrontarla.

La realizzazione di un progetto terapeutico ed il suo sviluppo durante il lavoro deve avvalersi sempre di due punti di riferimento, quello teorico e quello pratico.

È evidente che per il primo si pongono le domande: "in funzione di chi" e "per quale ragione" vengono orientati gli sforzi; per il secondo "come giungere ad una soluzione".

Partendo sempre dal presupposto che qualsiasi progetto terapeutico debba essere modellato sui bisogni e sulle esigenze del paziente, ciò diventa quanto mai vero nel bambino, con il quale deve essere creata una reale situazione di apprendimento attivo.

Il trattamento esposto in questo lavoro vuole porre l'accento, in primis, sul potenziamento delle possibilità di recupero individuali, anziché soffermarsi sull'esaltazione dell'incapacità e sul meccanico recupero dei deficit.

In definitiva, nella pratica clinica, l'approccio logopedico globale alle disfonie infantili, si è rivelato molto efficace, ed in questo contesto le modalità ludiche grafico-fonetiche si sono dimostrate estremamente utili e gradite sotto il profilo terapeutico ed ottimali dal punto di vista motivazionale.

La sfida si baserà sul principio che:

"Solo ciò che coinvolge il nostro vissuto emotivo-relazionale lascia un segno nella nostra storia."

APPROFONDIMENTO
LA PEDAGOGIA della RESPIRAZIONE

Tale argomento merita un approfondimento in quanto oggetto di diverse metodologie di approccio sia valutativo che riabilitativo.

Per tal motivo si premette che quanto verrà descritto si rifarà a principi della metodica di Souchard (RPG) o Mèzieres cercando di estrapolare da tali studi le connessioni e le complesse interazioni della voce con il resto del corpo.

Si cercherà quindi un approccio multifattoriale sia nella fase valutativa che riabilitativa finalizzato ad ottimizzare il percorso propriocettivo del paziente da una parte, i tempi di guarigione e la prevenzione di recidive dall'altra. Per tal motivo si vuol precisare che, in accoro con gli studi della Verdolini, si tenderà ad utilizzare strategie pedagogiche che facilitino un apprendimento di tipo procedurale per evitare ogni forma di condizionamento e di dipendenza dal terapeuta e garantire la permanenza di quanto appreso nel tempo.

Perché ciò avvenga occorre fare alcune premesse riguardanti il ruolo cardine svolto dal diaframma inteso non solo come muscolo respiratorio ma anche come muscolo posturale, analizzando le sue importanti correlazioni con la voce. La visione dalla quale si vuol partire è quella di non considerarlo solo nell'ottica della fisiologia pneumo- fono- articolatoria ma di prender in considerazione le sue dirette concatenazioni nelle corrette dinamiche di elasticità laringea e posturale utili a garantire una corretta visione eziopatogenetica della patologia da un lato, ma anche un miglioramento più veloce con meno recidive dall'altro, proprio perché il problema è stato affrontato globalmente.

Il diaframma, muscolo impari ed asimmetrico separando il torace dall'addome, è considerato il **muscolo motore principale** della respirazione. Ha la forma di volta a concavità inferiore e consta di una **parte centrale tendinea**, detta "**centro frenico**", e di una **parte muscolare** suddivisa in tre porzioni: quella vertebrale, costituita da due fasci voluminosi di fibre, quella costale e sternale con inserzioni più piccole. Questa prima constatazione anatomica ci dovrebbe far riflettere sull'importanza di una propriocezione ed un allenamento diaframmatico **posteriore** proprio per poter garantire la funzione di stabilizzazione posturale svolta da questo muscolo così grande e potente in sinergia con i muscoli della catena posteriore ed allo psoas.

Inoltre il suo intimo rapporto con il legamento centrale, fa si la discesa del centro frenico sia frenata dal sistema sospensore del pericardio e che l'elasticità diaframmatica sia quindi sempre in stretta correlazione con quella laringea e viceversa;

Le sue connessioni inferiori con lo sfintere gastrico (SEI) e tutto il sistema viscerale (che ha un ruolo di "puleggia" e non di appoggio), fanno si che il diaframma venga definito anche " il secondo cuore venoso" ed abbia un ruolo nella funzionalità dello svuotamento gastrico.

La sua retrazione avrà quindi un ruolo negativo anche nella funzione digestiva, in quanto eserciterà una eccessiva pressione endo- addominale con conseguenti possibili problemi di reflusso e correlati squilibri posturali della catena **cervico-toraco-addomino-pelvica.**

Per quanto riguarda la bio-meccanica diaframmatica occorre inoltre precisare che tale muscolo svolge due funzioni , una automatica ed una volontaria .

La **funzione automatica** garantisce in modo egemonico la respirazione e quindi la sopravvivenza, svolgendo anche un 'azione di "pompa" sia per la circolazione che per la digestione. La **funzione volontaria** permette la fonazione e la statica (come ad esempio il sollevamento di pesi) ; tale funzione però è limitata nel tempo e talvolta, come durante gli sforzi , la respirazione non può essere assicurata.

Il diaframma in questa complessa rete di interazioni, agisce come da "interruttore" ; la sua contrazione se diviene eccessiva (stimolata spesso solo verso il basso unica fase attiva volontaria) esercita una compressione notevole sui visceri ed un comportamento riflesso del pavimento pelvico per sostenere tale spinta .

Conseguentemente quindi ad un movimento diaframmatico che si "blocca e mantiene in eccesso verso il basso ", si può attuare come risposta la contrazione/chiusura degli altri due sfinteri principali del corpo umano: quello anale e quello laringeo .

Quando si verifica una disfunzione /retrazione diaframmatica è come se il muscolo modificasse la sua posizione " neutra " di riposo trasformandola in una posizione di abbassamento continuo (caratteristica di tutti i muscoli retratti è quella di " accorciarsi " e ridurre nel tempo la capacità elastica) .

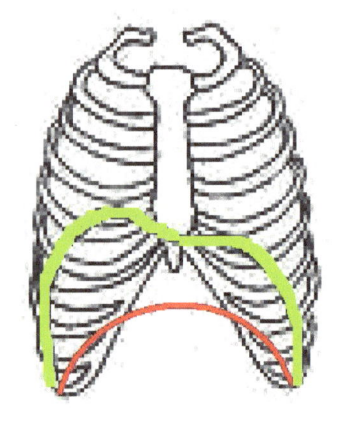

postura neutra

postura abituale

Per gentile concessione del Maestro Alessandro Patalini

Precisiamo inoltre che nella molteplicità delle disfunzioni posturali possono essere retratte sia le componenti posteriori diaframmatiche che quelle anteriori o laterali dando luogo a relativi scompensi.

In primo luogo sarà quindi opportuno valutare la respirazione naturale del paziente per mettere poi a fuoco eventuali blocchi respiratori o retrazioni.

A tal proposito, partendo da un "autocritica nella procedura valutativa logopedica " si ritiene fondamentale valutare il respiro del paziente non solo da in piedi o seduto, ma anche da disteso (modalità più frequentemente utilizzata invece nell'atto pedagogico/terapeutico); tale posizione permette infatti di valutare le retrazioni diaframmatiche con più facilità. In posizione clinostatica supina nessun muscolo è costretto ad attivarsi per il mantenimento della posizione ; ciò fornirà informazioni su quali muscoli siano effettivamente maggiormente in accorciamento e sulle conseguenze di alterazioni scheletriche

Se si evidenziano dinamiche di presa d'aria toracica (il paziente alza eccessivamente le spalle o il petto durante l'atto inspiratorio), si tende a definire tale respirazione " non idonea " alla produzione vocale.

Qualora invece il paziente sia in grado inspirando di " estroflettere la pancia " diamo per " scontato "che utilizzi una " corretta respirazione diaframmatica ".

Questa sorta di assioma decade se consideriamo le molteplici varianti per le quali un'addome si può estroflettere.

Un esempio radiografico :

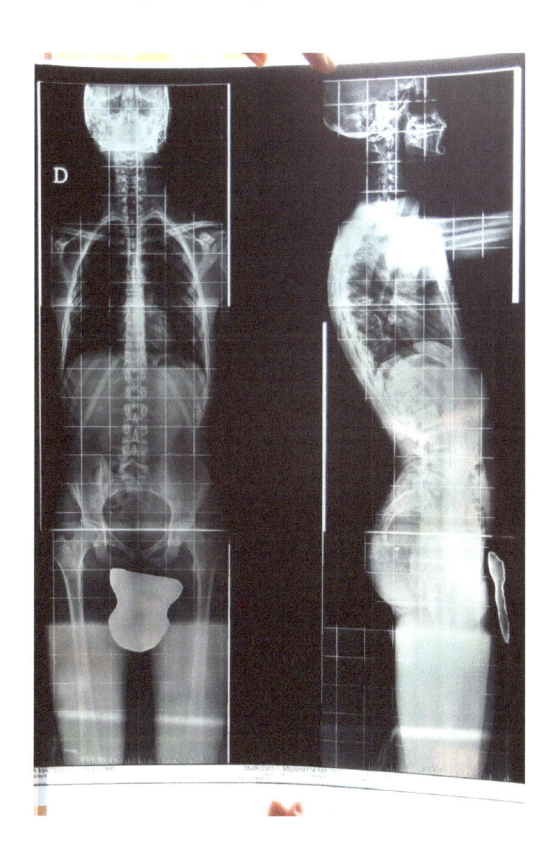

In questo caso ad esempio dove vediamo una marcata iperlordosi lombale , si evidenzia già posturalmente una tendenza all'estroflessione addominale (tipico anche di molte posture femminili e di tanti cantanti lirici); richiedere quindi a tale paziente un " estroflessione della pancia " porterebbe ulteriormente ad aggravare il suo squilibrio posturale attivando principalmente o le componenti diaframmatiche anteriori o addirittura solo gli addominali senza un effettivo utilizzo diaframmatico .

Diviene di fondamentale importanza quindi nell'atto valutativo della respirazione guardare il paziente sdraiato e considerare la presenza o meno di una eccessiva iperlordosi lombale spesso già di per sé segno di retrazione diaframmatica.

Per completare correttamente la valutazione della respirazione potrà essere utile anche avvalersi di protocolli di Valutazione posturale per definire in modo preciso quali siano le componenti posturali più retratte.

Ciascuno di noi presenta infatti una personale caratteristica posturale che induce nel tempo a retrazioni muscolari; tale situazione può essere anche aggravata da eventi traumatici che saranno alla base di ulteriori spesso inconsci adattamenti e successive contratture.

Dopo questa fase valutativa si passerà alla pedagogia respiratoria personalizzando anche gli obiettivi su ogni paziente.

Fatte tali premesse posturali e fisiologiche inerenti la respirazione ci si chiede anche in questo caso con profonda autocritica alla prassi più comune logopedica, se dovremo "educare", nella gerarchia di importanza, la capacità *inspiratoria* o ***espiratoria*** dei nostri pazienti.

Una prima risposta viene sempre dalla fisiologia, cioè dal fatto che una **completa espirazione** è di fondamentale importanza per poter ben inspirare in quanto non potremo certo riempire un serbatoio senza averlo prima svuotato.

Il diaframma inoltre è già sollecitato in posizione **inspiratoria** da molteplici situazioni quotidiane :

• Per situazioni ansiogene

• Dalla forza di gravità

• Per mantenere una stabilità posturale

• Per affrontare uno sforzo fisico

E' necessario quindi un eserciziario che stimoli ulteriormente solo le abilità inspiratorie ? La risposta sembra assai ovvia: *certamente no* spesso anzi può essere addirittura controproducente. Si ritiene utile inoltre ristabilire la corretta respirazione diaframmatica anche grazie ai muscoli addominali utilizzati in senso **espiratorio accessorio** e non inspiratorio antagonistico in quanto ricordiamo in particolare che :

• Il MUSCOLO RETTO dell'addome rende possibile e favorisce il movimento verticale verso il basso del diaframma durante l'inspirazione MA quando si

CONTRAE TROPPO può provocare un impedimento della contrazione verticale del diaframma , soprattutto nei casi di lordosi (J. Parow)
Se diaframma e addominali lavorano troppo in modo antagonistico perdono inoltre anche la loro elasticità e si retraggono .

"Se questa modalità si protrae per lungo nel tempo, il diaframma si abitua progressivamente a restare contratto ed il sistema sospensore non serve più a limitarne la discesa e ad aiutarne la risalita. Questo compito viene allora assunto dalla contrazione di altri muscoli come la muscolatura della parete addominale ed il perineo, chiamato anche pavimento pelvico o secondo diaframma. Si crea in tal modo un costante faticoso antagonismo muscolare fra diaframma da una parte e addominali e perineo dall'altra, che limitano reciprocamente la propria elasticità e di cui fanno le spese.
Una delle conseguenze di questo squilibrio fisiologico sarà l'insorgere di ernia iatale ed esofagite da reflusso come avviene spesso in molti cantanti lirici" (Patalini A.).

La pedagogia respiratoria si avvarrà quindi di tecniche respiratorie posturali finalizzate al ripristino della respirazione libera da retrazioni e blocchi.
In particolar modo si partirà dal ripristino della respirazione basale per poi lavorare sulle singole componenti rispettivamente dell'iperlordosi lombale e cervicale per liberare le specifiche tensioni .

Si premette che tale modalità pedagogica respiratoria, prevede per il logopedista un periodo di training ed approfondimento per acquisire delle competenze anche di tipo posturale , non sempre sono presenti nel bagaglio formativo universitario.

Dopo questo tipo di lavoro per il paziente disfonico la coordinazione pneumofonica diverrà come una naturale conseguenza ;
potremo dire in modo metaforico che un respiro " libero " produrrà una voce "libera ed eufonica " con la quale si potrà utilizzare l'eserciziario vocale laringeo partendo da una situazione di equilibrio funzionale globale posturale.

BIBLIOGRAFIA

1. Aronson E. A. – I disturbi della voce – Masson, Ed., Milano, 1985.
2. Bartolini L., Ricci Maccarini A., Magnani M., Casolino D.: Il Training logopedico integrato nella rieducazione delle disfonie, XXIX Congresso Nazionale SIFEL, Lignano, 1995.
3. Behlau M., Pontes P.: Avaliação e tratamento das disfonias. Lovise Ed., São Paulo, 1995.
4. Bergès J. Bounes M.: Il rilassamento terapeutico nel bambino - Masson Ed., Milano 1978.
5. Biondi, S., Zappalà M., Russo M., Speciale R., Cimino G., De Majo V., Capolongo E.: La valutazione dei risultati del trattamento logopedico nelle disfonie croniche infantili. Acta Phon. Lat., 24, 237-245, 2002.
6. Bricot B. La riprogrammazione posturale globale. Ed. Saurampas medical – Marsiglia ed 1997
7. Chauvel D. Noret C. 70 giochi per rilassare tuo figlio. Milano. F. Angeli, 1998
8. Le Huche F., Allai A.: La voce Ed. Masson, Parigi 1996.
Calva S., Nervo M, Brondino G.: Il rilassamento infantile: tecniche comportamentali. Omega Ed., Torino 1983.
9. Cerchiari A., ARLL: Partiamo alla scoperta della voce. Campagna di prevenzione. Amplifon Ed., Roma 1997.
10. Chiarugi G, Bucciante L.: Istituzioni di anatomia dell'uomo, Vol. 2 tomo I, pag. 172. Vallardi Ed., Milano 1969.
11. Cortigiani F, Mazzocchi R., Brozzi G., Colucci R. Spaziani A., Prendersi cura del diaframma : una proposta di intervento riabilitativo logopedico per la terapia della malattia da reflusso gastro- esofageo. Studio preliminare e descrizione del razionale. I Care ANNO 34° N.2 Aprile –Giugno 2009
12. Fussi F. Le disfonie disfunzionali: valutazione soggettiva a distanza del trattamento fono-logopedico. Acta Phon Lat 1990

13. Fussi F. Incidenza della disfonia cronica in un campione di 138 bambini in età scolare. Progresso in ORL Pediatrica Padova 1987

14. Fussi F.: Il trattamento logopedico delle disfonie ipercinetiche. Omega Ed., Torino,1992.

15. Fussi F.:La voce del cantante. Volume III e V, Omega Ed Torino, 2005 e 2009

16. Jacobson E. L'arte del rilasciamento. Ed Cosimini, Roma 1952

17. Magnani S.: Curare la voce. Franco Angeli Ed., Milano 2005.

18. Moschi P.: La prevenzione in foniatria e logopedia. Acta Phoniatrica Latina vol.18, 1-2, 1996.

19. Osenberg M. S. Tecniche di respirazione per lo spettacolo. Dino Audino Ed. Roma 2009

20. Panzanelli R., Mazzocchi R., Brizi S., Analisi e classificazione del vocal Fry S.L., utilizzo nella logopedia e nella didattica .ed Omega La voce del Cantante volume V, 2009

21. Patalini A.: Tesi del Corso di Alta formazione in Vocologia Artistica, anno 2007

22. Ricci Maccarini A, Lucchini E, Malinverno MR, Bissoni E, Schindler A, Borragan A: La manipolazione laringea nelle patologie disfoniche. In La voce artistica – Atti del IV Convegno Internazionale di Foniatria e Logopedia, Ravenna 2005, Omega Ed. Torino,

23. Santoro A.: Trattamento dell'ernia iatale con il metodo Les Trois Equerres, Articolo pubblicato il 18/07/2005 su FISIOBRAIN

Schindler O.: Breviario di patologia della comunicazione. Omega Ed., Torino, 1980.

24. Schindler O, Ruoppolo G, Schindler A. Deglutologia. Omega Ed Torino, 2001

25. Schindler O. La Voce Piccin Ed. ,Padova 2009

26. Schulz J.H. Il training autogeno. Milano. Feltrinelli, 1975

27. Souchard PE. Il diaframma – Ed Marrapese, Roma ,1955

28. Souchard Ph.E, La respirazione, edizione Marrapese, 1988

29. Viva E, Viva E. Correlazioni tra le algie cranio facciali, disfonie e postura cranio-vertebrale. XV Giornate italiane di otoneurologia – Lecce 27-28 Marzo 1998

RINGRAZIO...
- *tutti i bambini che hanno dato voce gioiosa agli esercizi attraverso la fantasia*
- *mio figlio Matteo per la collaborazione grafica*
- *tutti coloro che hanno permesso di raccogliere queste brevi riflessioni sulle disfonie infantili attraverso il confronto di esperienze professionali e di vita*